T0279529

Ramiro Calle

Raja-yoga

La mente serena

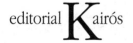

editorial Kairós

© 2023 Ramiro Calle

© de la edición en castellano:
2023 Editorial Kairós, S.A.
Numancia 117-121, 08029 Barcelona, España
www.editorialkairos.com

Diseño cubierta: Katrien Van Steen
Imagen cubierta: Gosain Sagargir, Mankot, c. 1700
Fotocomposición: Florence Carreté
Impresión y encuadernación: Romanyà-Valls. 08786 Capellades

Primera edición: Septiembre 2023
ISBN: 978-84-1121-173-4
Depósito legal: B 11.347-2023

«La meditación es el camino más directo hacia el Ser».

BABA SIBANANDA de Benarés

Agradecimientos

Estoy muy agradecido a todas las personas que forman el magnífico equipo editorial de Kairós.

Mi gratitud para los alumnos que a lo largo de más de cincuenta años han pasado por Shadak.

Siempre agradecido a mis buenos amigos Nuria Santander, Antonio García Martínez, Jesús Fonseca, José Ignacio Vidal Morán y Jordi Fortia que siempre, con gran empeño, cooperan en la difusión de mi obra.

Y estoy en continua deuda de gratitud con Luisa por su aliento, su cariño, su apoyo y su presencia.

Sumario

Prólogo

Desde mi niñez, mi insatisfacción era tan profunda que me condujo a indagar sin tregua en todas las disciplinas que me pudieran ayudar a encontrar enseñanzas y métodos para aproximarme a la «sabiduría» y encontrar la paz interior, como referí con detalle en mi obra *Autobiografía espiritual*.

A los quince años tuve la fortuna de que un buen amigo, Rafael Masciarelli, nos hablara sobre el yoga a mí y a mi hermano Miguel Ángel: nos explicó que era una disciplina para conocer y dominar la mente. Entonces, me di cuenta de que podía resultar muy bueno para mí, dadas mis inquietudes, mi desorden mental y mi necesidad de hallar procedimientos para conocerme y sosegarme. No mucho después, mi madre, María del Mar (que tanto me había enseñado como mi primera maestra, ya había despertado mi interés por la literatura y por Oriente), me recomendó tomar las clases de *hatha-yoga* que ella recibía de un instructor hindú, radicado en las afueras de Madrid. Comencé con las clases y enseguida empecé a buscar libros de yoga y de disciplinas afines en distintos países de Latinoamérica y en Francia.

Mi necesidad de empezar a dominar y sosegar la mente hizo que enseguida comenzara a practicar la meditación, además de formarme en yoga durante años, hasta que comencé a dar clases a domicilio y fundé una academia, llamada Asana, para enseñarlo por correspondencia.

Asimismo, empecé a escribir y a publicar, lo que no he dejado de hacer desde que mis primeros libros vieron la luz, como: *ABC de la filosofía oriental*, *Yoga, refugio y esperanza* e *Introducción al yoga*, entre otros.

Al mismo tiempo, fui explorando otras técnicas de autorrealización de Oriente (zen, budismo, tantra, etc.) y comencé a conectar con muy diversas personas especializadas en esas y otras disciplinas de autodesarrollo. Mi viaje interior cada vez se afianzaba más.

En 1971, inauguré el centro de yoga y orientalismo Shadak en compañía de Almudena Haurie y, un año después, comenzaron los viajes a la India y la implacable búsqueda de yoguis, *sadhus* anacoretas, *swamis*, *sannyasins* y maestros a los que entrevistar. Almudena y yo conocimos a innumerables maestros de yoga, desde Yogenga a Muktananda, desde Ananda Ma Yi a Dadaji (el que fuera el médico personal de Gandhi y luego se hizo gurú). En varias ocasiones recorrimos Sri Lanka para consultar a los más destacados mentores budistas, como Nyanaponika, Narada, Madihe, y tantos otros. En Nepal, también entrevistamos a innumerables lamas. Parte de todas estas entrevistas están incluidas en mis obras *Conversaciones con yoguis* y *Conversaciones con lamas y sabios budistas* (editorial Kairós).

Finalmente, fundamos el Círculo de Estudios Budistas Narada y comencé a dar clases, durante muchos años en la Universidad Autónoma de Madrid y, junto con Almudena, en las Aulas de la Tercera Edad, todo ello sin dejar de llevar a cabo toda suerte de actividades orientalistas en Shadak, donde recibíamos a *swamis*, yoguis, lamas, eruditos y especialistas muy diversos.

Durante años invertí mi tiempo en impartir clases de raja-yoga y *hatha-yoga*, en escribir, en mi *sadhana* personal y en viajar. Hoy en día, Shadak ha cumplido cincuenta y dos años de existencia y han pasado por él seiscientos mil practicantes.

Desde hace ya un buen número de años comencé a publicar parte de mis obras más valiosas en la editorial Kairós. Dada la buena acogida que han tenido mis libros *El milagro del yoga* y *Hatha-yoga esencial*, le propuse a Agustín Pániker escribir, para su publicación también en Kairós, el presente libro *Raja-yoga*, que configura con los dos anteriores una trilogía sobre el yoga auténtico.

En mi adolescencia, recibí el yoga como un valiosísimo presente y a lo largo de toda mi vida he tratado de compartirlo con los demás. Esa honda e invariable motivación me ha llevado una vez más a compartir la enseñanza con los lectores. Como dice un antiguo adagio: «Sin el Dharma no hay nada», y a mí me gusta añadir: «Sin *sadhana* no hay nada».

1. La mente

El lado más armónico de la mente presupone ser consciente del lado más caótico. Me recuerda a aquel discípulo que se quejaba a su maestro de que todo le parecía un sinsentido y este le respondió: «Es que para llegar al sentido hay que pasar por el sinsentido». Para aspirar a una mente nueva o diferente, basta con ser muy consciente de que tenemos una que es desordenada, ambivalente, dispersa e insana, que está en general discapacitada, que acumula conflictos, contradicciones, dispersión, traumas, frustraciones y mucho sufrimiento innecesario.

Una mente así, en lugar de ser una aliada, es una adversaria que nos complica y añade angustia al dolor que sentimos. Por lo tanto, urge cambiarla, tal como le confirmó el maestro al discípulo: «Si tu mente no te gusta, cámbiala». También, otro maestro le dijo a su aspirante: «Te preguntas quién te ata y no es otra cosa que tu propia mente».

Cuando uno se decide a encararla y a adentrarse en ella, a verla tal como es, a constatar su grado de dispersión y su incapacidad para ver las cosas con objetividad, toma consciencia de la necesidad de aprender a estabilizar, dirigir, canalizar y reeducar su mente. Como me dijo un alumno: «Cuando me di cuenta cabal de cómo era mi mente y de a qué grado de desequilibrio llegaba comprendí que, o me resignaba fatalmente a una mente tan perjudicial, o la cambiaba». Muchas personas pueden llegar a tener este constructivo e iluminador descubrimiento y decidirse a modificarla. Sin embargo, hay muchas razones para querer cambiar nuestra mente y trabajar sobre ella con renovado esfuerzo y motivación.

En síntesis, la mente puede ser una baratija o una joya, fuente de ignorancia o de sabiduría, de una considerable ayuda en la senda de la liberación o, por el contrario, y más comúnmente, un gran obstáculo.

El raja-yoga apunta directamente al centro mental. Nos adiestra no solo para desarrollar su mejor potencial y para lograr que sea estable, pacífica, sosegada y dichosa, sino para poder dar un salto en la consciencia que nos permita otro tipo de visión y de vivencia, una manera de ser mucho más armónica, sabia y cooperante. En la mente hay muchos estratos y el raja-yogui aprende a visitarlos, conocerlos y orientarlos, aunque a veces parezca un laberinto que oculta su centro y despista al que trata de llegar, porque está llena de subterfugios, escapismos, prejuicios, frustraciones, traumas y obscurecimientos. Precisamente, uno de los objetivos del raja-yogui es ir disolviéndolos, para que la luz de la realidad se manifieste y nos guie.

Hay personas en las que se activan esa inquietud y esa necesidad para comenzar a buscar una forma de vivir y vivirse más armónica y fecundamente. Así la vida adquiere otro sentido, nuevos significados y propósito y, desde ese enfoque, cada momento cuenta, tiene su gloria, su mensaje, su modo de enriquecedora expresión. La consciencia desarrollada es como un faro en la senda oscura y va captando ese lado de la vida que, de otro modo, pasa desapercibido. Cuando uno es más consciente es más intenso, más vivaz, más pleno, más lúcido y compasivo.

La búsqueda que se propone el raja-yogui es grandiosa, pues trata de reunificar todas sus energías internas para poder ir más allá de lo conceptual y, por lo tanto, aparente y engañoso. Su escenario de trabajo es la mente, pero en ella es relativamente fácil extraviarse; por eso los mapas espirituales que nos han legado son de insuperable valor.

Los raja-yoguis llevaron a cabo un exhaustivo abordaje de la mente, no a través de otras, sino de la propia. En una ocasión, hace algunos años, vino a mis clases de meditación un psiquiatra que llevaba ejerciendo muchos años, pero que se quedó maravillado al practicar el ejercicio de observación del contenido mental, pues había mirado en muchas otras mentes pero no en la suya. Ya alguien dijo que uno no se puede conocer si mira hacia fuera, como el astrónomo observa las estrellas.

Todos nos movemos entre el espacio exterior y el interior, el universo de las formas externas y el universo ignoto de la mente y, para conocerla más allá de los academicismos de dudoso valor, hay que sumergirse en la propia, recorriendo los espacios internos, porque así surge el verdadero autoconocimiento. Mirar, ver, adentrarse, discernir en el mundo interior, capa tras capa, efectuando un viaje único, pues nadie puede realizarlo por uno para obtener un conocimiento íntimo que no se basa en ideas o conceptos, sino en vivencias.

En esa fenomenal exploración, los raja-yoguis descubrieron causas de causas, se remontaron al origen del pensamiento, a la raíz de la mente y fueron capaces de mirar desde más allá de la consciencia ordinaria, consiguieron tener un conocimiento inusitado, pero no inexistente. En esa exploración sin descanso, descifraron las causas del apego y el odio, los lados más egocéntricos y oscuros de la mente, las reacciones que nos dominan y encarcelan, las tendencias insanas y que tanto sufrimiento inútil le ocasionan a uno mismo y a los demás. También: la tiranía del ego, la falsa personalidad adquirida y que tomamos como nuestra, la inclinación a perder de vista lo esencial y a engañarnos con lo superfluo, los densos y espesos velos que nacen de nuestra ignorancia primordial y nos atolondran. En definitiva, la incapacidad para amar y ser benevolente, además de los innumerables y desgarradores conflictos internos. En esas incursiones psicológicas no pretendían encontrar una forma de sanar a otros, sino un camino para sanarse a sí mismos y, desde allí, ofrecer enseñanzas y métodos para que cada cual pueda sanarse. La mayor sanación consiste en superar la ignorancia básica de la mente y ver por encima de las apariencias conectando con lo incondicionado, superando el sufrimiento inútil.

El raja-yoga es una técnica soteriológica en el más estricto sentido de la palabra, porque trata de aportar la liberación interior, la salvación de la ignorancia básica de la mente, para aliviarnos de alguna de estas tres clases de sufrimiento:

- El universal, que experimentan todos los seres, pues la existencia tiene como inherente la enfermedad, la vejez, la muerte, la separación de los seres queridos y no obtener lo que se desea.
- El causado a sí mismo por una mente ofuscada, torpe, ávida, insatisfecha, que tiende al odio y al rencor, confusa, que añade desorden y desequilibrio por su falta de visión clara, creando dificultades y temores sin fundamento, conflictos, ansiedad, abatimiento y angustia. Con un pensamiento incontrolado que es el ladrón de la paz interior y que genera tensiones.
- Aquel que, debido a esa mente descontrolada y ofuscada, necia y discapacitada, origina dolor a otras personas y a las criaturas vivientes. Una mente aprisionada en las fauces de la avidez y el odio se deja arrastrar por la rabia, los celos, la envidia o el resentimiento.

Mientras no cambie, la mente generará sufrimiento, división, conflicto, malas relaciones, malevolencia. Por todo esto, los primeros raja-yoguis entendieron la necesidad de cambiar la mente, embellecerla y sojuzgarla para dirigirla con sabiduría.

De las innumerables historias espirituales que he ido recopilando a lo largo de muchos años y viajes, hay una que me parece esclarecedora y que merece la pena que la recuerde aquí.

Hay cuatro almas que van a reencarnar y Dios se reúne con ellas para preguntarles qué quieren para su próxima vida. Una de ellas se adelanta y dice:

−¡Quiero riquezas, muchas riquezas!

Pero otra responde:

−¡Lo que yo quiero es poder, mucho poder!

La tercera especifica:

−¡Señor, lo que deseo es viajar constantemente y conocer todos los lugares de la Tierra!

La cuarta alma se queda pensativa y silente, pero Dios insiste:

−¿Y tú qué deseas?

Recién entonces responde:

−¡Solo una cosa: una buena mente!

Una buena mente es lo mejor, por eso en el raja-yoga se insiste en atenderla, cuidarla, entrenarla, apaciguarla, dirigirla y dominarla. Para eso hay que conocerla y, para conocerla, hay que mirarla, indagar y adentrarse en ella y poner un poco de orden. Sin embargo, la mente es una herramienta que, bien dispuesta, permite visitar lo insondable, entender lo que le está negado a la pequeña, esclerótica, coagulada y saturada de patrones, esquemas y prejuicios.

Al nacer disponemos de unos instrumentos psicosomáticos, y uno de ellos es la mente, una organización bastante misteriosa que a menudo se comporta como si no fuera propia, pues burla la libertad de nuestro razonamiento, hace disparates e incluso puede llegar a causar serios trastornos a su propietario. Lo más cuerdo es atender y cuidar estos instrumentos vitales que nos van a durar muchas décadas.

En la tradición del yoga, a lo largo de los siglos los textos de los sabios han insistido en afirmaciones tales como que de la mente parte un camino hacia la prisión y otro hacia la libertad, que ella es la que ata o puede desatar, que de nada sirve querer conocerlo todo si no la conocemos, vela o desvela, te conduce a la oscuridad o a la claridad. En el poder y el misterio de la mente están la consciencia, la atención, el discernimiento, el pensamiento, la razón, la memoria y la imaginación, entre otras funciones. Todo depende de hasta qué punto uno la conoce y la sabe dirigir. Si la entiendes y la estabilizas, será mucho más factible y fácil gestionar las emociones y los sentimientos. Hay una parábola muy significativa y antigua que explica:

Imaginemos un barco en el que hay numerosos marineros. Resulta que el capitán está profundamente dormido y el que lleva el timón está borracho. Así, cada marinero quiere imponer un rumbo al barco, que va a la deriva.

El significado de esta parábola es este:

El capitán es el ser interno o genuino, el yo, que está dormido en la mayoría de las personas. El que lleva el timón es la consciencia, borracha o atolondrada en casi todos los seres humanos. Los marineros son impulsos, estados de ánimo, tendencias que, por falta de un centro interior y de consciencia, cada uno va en una dirección y la persona va a la deriva. Es necesario despertar al yo real, activar la conciencia y clarificarla para poder así dirigir con sabiduría las tendencias, los impulsos y los estados de ánimo.

En principio, es cierto que la mente no es de fiar. En la mayoría de las personas es, de alguna manera, la enemiga que hay que convertir en aliada, la gran neurótica que hay que sanar. Haciendo un significativo juego de palabras, mente = mentira, pues es una gran timadora, con tanto poder que puede arruinar la vida de una persona, al conseguir que el sano se crea enfermo, o que el rico piense que está arruinado, y que ambos se comporten como lo que no son. La mente, por otro lado, es adictiva, obsesiva y conflictiva, ya que cuantas más carencias emocionales tenga la persona, más agujeros psíquicos le creará, agujeros que no sabrá cómo llenar.

A veces, cuanto más se la quiere estabilizar, más se rebela el dueño de la casa y se convierte en su siervo. Tanto en el budismo como en el cristianismo, se ha utilizado la casa como sinónimo de la mente, como se puede ver en estas parábolas.

En la tradición budista, se nos dice que si una casa está mal techada, entrarán la lluvia, el granizo y la nieve, pero si está bien techada, es decir, si la mente es fuerte, no entrarán los estados mentales nocivos.

En la tradición cristiana, se nos indica que, si la casa está construida sobre una roca, no será arrastrada por las riadas, pero sí lo hará si no está construida en lo alto. La casa es la mente y, si está edificada como debe, no será llevada por las riadas de pensamientos o estados emocionales perniciosos o insanos.

Tanto en el budismo de viejo cuño o Theravada como en el Raja-yoga se le concede gran importancia al cultivo de las funciones mentales, así como al dominio sobre la mente. Hay un adagio en la India que dice: «Un monarca con una mente débil es como un mendigo, pero un mendigo con una mente fuerte es como un monarca». En ninguna tradición de la humanidad se ha investigado tanto en la mente como en el budismo Theravada y en el Raja-yoga, y se han creado todo tipo de técnicas para sanearla, descifrarla y dirigirla. Pero a nadie se le escapa el descontrol que hay sobre la propia mente y que un puñado de mentes descontroladas son el origen de infinidad de desequilibrios e injusticias. Una cosa es conducirla y otra que ella nos conduzca, pues puede ser muy fuerte o débil, estar muy centrada y ser segura o descentrada y pusilánime. Si cada día es más importante la meditación, en la alienada sociedad de hoy en día, es porque sus integrantes se percatan de la necesidad de atender la mente y sanearla.

A menudo, en los círculos de enseñanzas yóguicas se hace referencia a la historia de los monos, ya que resulta especialmente orientativa. He aquí que un discípulo se quiere retirar un mes al bosque y dedicarse a meditar. Acude a visitar a su mentor para que le aconseje un soporte y este le dice: «Piensa en todo lo que quieras menos en monos. Vuelve a visitarme cuando acabes el retiro». El discípulo parte hacia el bosque mientras se dice: «¡Qué fácil me lo ha puesto el maestro! ¡Anda que no hay cosas en las que pensar!». Tras un mes en la soledad del bosque, el discípulo regresa ante el maestro, que le pregunta qué tal le ha ido. El discípulo, abatido, responde: «En lo único en que he podido pensar es en monos». Esta es una historia bien conocida y con la que todos podemos identificarnos.

Cuando los raja-yoguis descubrieron hasta qué punto la mente es indócil, empezaron a buscar técnicas para dominarla y ponerla bajo el yugo de la voluntad. Es curioso que los órganos del cuerpo, hasta que enferman o decaen, funcionan de una manera armónica, sin tener que estar pendientes, pero con la mente es muy diferente. Aunque decimos que es nuestra, se comporta como si no lo fuera. No solo es dispersa y caótica, sino que guarda emociones nocivas que uno no le desearía ni a su peor enemigo. Tiene mucha fuerza y puede llegar a ser sumamente destructiva. Un maestro cuando se topaba con su discípulo, no le preguntaba ¿qué tal estás?, sino ¿cómo está tu mente? Para ser sinceros, si nos hacen esa pregunta, tendríamos que responder como mínimo: «muy regular».

Sin embargo, de igual forma que el suelo que nos hace caer es el mismo en el que tenemos que apoyarnos para incorporarnos, así la mente que crea dificultades puede utilizarse y reorientarse para que nos ayude a ver mejor y proceder más sabiamente. Hay mucho que desalojar de la mente para que otras cosas puedan entrar, mucho que debemos arrojar por la borda. El aprendizaje implica mucho desaprendizaje. No es acumular más y más material conceptual, sino saber vaciarse.

Me gusta recurrir a historias espirituales, centenarias y anónimas, que dicen en pocas palabras mucho más que tratados enteros de psicología. Una de ellas es la de la paloma que se cuela un amanecer en un templo de la India, con paredes de espejo. Antes del amanecer, el sacerdote ha colocado una rosa en el sanctasanctórum en ofrenda a la Diosa. Cuando penetra la paloma en el santuario, ve reflejada la rosa cientos de veces en las paredes espejadas y, en busca de la verdadera, se lanza contra una y otra pared, hasta que su frágil cuerpo encuentra la muerte y, justo entonces, cae sobre la rosa verdadera. Los maestros dicen: «No persigas reflejos, ve directamente hacia la rosa del conocimiento».

La mente a menudo se enfoca hacia lo aparente y superficial y deja de lado lo verdaderamente trascendental, ignorando el discernimiento claro y la visión profunda y agregando confusión a la confusión, de lo que se deriva mucha ignorancia y sufrimiento. No hay nada peor que la mente ofuscada, porque de ella nacen el apego y el odio, y esos parientes cercanos como los celos, la envidia, el rencor, la rabia y tantos otros. Es por esta razón por la que muchas enseñanzas y métodos del raja-yoga han sido creados para superar la ofuscación, donde entroncan tantas emociones insanas y causantes de infinito dolor. De la ofuscación solo surge lo mismo y, a fin de disiparla, se recurre a la meditación, el discernimiento claro, la ética genuina, la exploración de estados superiores de la consciencia y la concentración, para conseguir una mente estable y unificada, aprendiendo a gobernar los sentidos, a conocerse y orientarse, a actualizar los potenciales internos y a desarrollar por igual lucidez y compasión. De la misma manera que el ave necesita las dos alas para volar, el ser humano necesita lucidez y compasión para ascender por la senda de la consciencia, o sea, una mente clara y un corazón tierno, sabiduría y amor.

Llevo más de medio siglo impartiendo clases de raja-yoga. ¿Cómo lo definiría yo de una manera directa y clara? No es superficial el reto, por eso no me quiero aventurar con una definición escueta, pero sí directa y concreta, o al menos con varias definiciones entrelazadas. Se le denomina el yoga real porque es el más elevado y el de mayor alcance. Así de pronto, podría decir que es un conjunto de enseñanzas y métodos para dominar la mente y reorientarla hacia la última realidad. Se le llama comúnmente yoga mental porque tomó como herramienta de evolución la propia mente, que es la que vela y es la que desvela, es decir, que la mente que encadena es la que libera. Aunque no se menosprecia el cuerpo, que es el vehículo carnal en esta vida, se le concede mayor importancia a la mente, como factor liberador.

Como el raja-yoga tiene una antigüedad de cinco a siete mil años, ahora quiero compartir con el lector lo que es más probable que sucediera antaño, en sus comienzos. No es solo una conjetura.

Una serie de personas en las que se avivó el impulso sagrado de conocer más allá de la mente ordinaria y sus apariencias presintió un tipo de conocimiento superior y liberador, velado por la mente ordinaria. Comenzaron a trabajar sobre sí mismas, en soledad o en grupo, para lograr ir más lejos de la mente común y alcanzar un tipo especial de percepción y apercepción, de visión clara y penetrativa, de entendimiento más allá de los conceptos, ideas, juicios y prejuicios. Emprendieron así la ruta del autoconocimiento, la transformación y la autorrealización, aún a riesgo de sus vidas, y en muchas ocasiones al margen de la rígida ortodoxia y lo habitual, demostrando una gran motivación, mucha intrepidez y un afán inusitado por encontrar respuestas. De tal manera, fueron concibiendo y ensayando métodos, tanteando en las profundidades de su psique, liberando la mente de velos para poder ver lúcida y transformativamente. Empezaron a trabajar sobre sí mismas para superar los límites de la ignorancia básica de la mente y el ego. Algunas de estas personas se apartaron a los bosques o a las montañas, lejos del mundanal ruido, pero otras siguieron su vida ordinaria en lo aparente, pero cediendo al impulso de despertar la consciencia y agudizar el entendimiento. De este modo, se fue configurando un fabuloso cuerpo de enseñanzas y métodos para poder sobrepasar la consciencia ordinaria y obtener un tipo de conocimiento superior.

La consciencia ordinaria es de poco alcance y tiende a confundir y desorientar cuando está embotada y oscurecida, creando sufrimiento propio y ajeno. Está contaminada por el ego, la visión distorsionada, el apego y la aversión, las experiencias pasadas, todo tipo, en suma, de condicionamientos que el raja-yogui se propone superar para tener una consciencia lúcida y poder degustar la libertad interior. Así, ya lo iremos viendo, el raja-yoga se propone quitar condicionamientos y lograr una real libertad interior, pero eso no es posible si no hay una verdadera mutación de la psique y un despertar de la mente a una realidad muy diferente al orden puramente sensorial y conceptual. Aquellas personas mal orientadas sobre el yoga, o que solo se interesan por lo más superficial, el raja-yoga no les dice nada, con lo cual, digámoslo con rotundidad, se pierden la verdadera base del yoga, así como sus preciosos logros.

El descondicionar también va acompañado por el proceso de desreprimir, en el sentido más genuino y cierto de la palabra. Todos estamos condicionados por los códigos de la evolución de la especie y por las tendencias de la propia psicología. Hemos sido continuas víctimas, desde la infancia, de un proceso de represión, ocultando, guardando, enmascarando infinitas experiencias dolorosas, traumáticas, desgarradoras o angustiosas. Hemos construido un edificio interior perturbado y herido. Hay mucho material que ha sido sumergido, pero que con sus hilos invisibles y muy vigorosos nos continúa condicionando y obstaculiza nuestra libertad interior. No somos, pues, lo que queremos, sino lo que no podemos dejar de ser.

Para poder soportar nuestra servidumbre psíquica, recurrimos a todo tipo de autoengaños, sin darnos cuenta de que así los agujeros psíquicos se agrandan y las grietas del alma se pronuncian. Somos como una hoja a merced del viento de los códigos evolutivos y de nuestra propia psicología. Pero el raja-yogui no se resigna al campo de concentración y trata de salir, poniendo en marcha actitudes y técnicas para que, al menos y hasta donde sea posible, se pueda modificar la psique, con el fin de dirigirla hacia el equilibrio, tratando de liberar la mente de su ignorancia básica. Una labor de gran envergadura, pero que encuentra como satisfactoria recompensa la conquista de la libertad interna y de la sublime quietud. El trabajo del raja-yoga tiene dos vertientes, entre otras:

1. La de sanear la vida psíquica y reorganizarla.
2. La de liberar la mente de su nesciencia para que pueda aflorar la preciosa y liberadora energía de la lucidez.

Donde el raja-yoga llega, si se sigue con verdadera disciplina, no pueden llegar la mayoría de los métodos, y, de hecho, sus enseñanzas y técnicas las encontramos en un gran número de sistemas soteriológicos de Oriente. Aunque, por su carácter práctico, no se pierde en metafísicas o filosofías que pueden ayudar al real cambio interior y son una especie de alquimia interior de gran eficacia para transformar las cualidades nocivas en positivas, como los alquimistas trataban de transmutar los metales de baja calidad en metales preciosos.

El trabajo sobre la mente no es fácil porque arrastra mucha ofuscación, impulsos nocivos y actitudes férreamente egocéntricas. Por ello, los raja-yoguis siempre han valorado la observación, el escudriñamiento y adentramiento en la mente para conocerla y saber qué mecanismos son los que generan ignorancia y sufrimiento y cuáles pueden ayudar a liberarla de latencias inconscientes o de modelos que generan inevitable dolor. Hay que limpiar la mente, reorganizarla y empezar a utilizarla con sabiduría. Una mente más sabia es una acción más diestra. Se requiere tiempo, paciencia y técnicas precisas y adecuadas para ir liberándose de la mente vieja con sus hábitos, estrechos puntos de vista, discernimiento distorsionado y tendencias insanas y neuróticas.

La mente puede llegar a un punto en el que se detiene en su evolución y la consciencia se embota, o, por el contrario, seguir, mediante el esfuerzo necesario y la práctica consciente, evolucionando y pudiendo disponer de una percepción más pura y una cognición más lúcida; en suma, de una mayor capacidad para otorgarle un sentido a la vida. Sin embargo, por negligencia o indolencia, dejamos que la mente se estanque y no hacemos nada por reactivarla permitiendo que la conciencia se empañe más. Esto me recuerda esa significativa historia de una localidad de la India en la que un hombre llevaba más de una década dormido. Entonces, pasó por allí un eremita que había estado muchos años dedicándose a la meditación. El alcalde y las pacíficas gentes de la localidad le piden al visitante que trate de descubrir y descifrar por qué el durmiente lleva tantos años en un sueño profundo. El eremita se sienta a la cabecera del durmiente y entra en meditación para tratar de conectar con su mente. Cuando media hora después emerge de la honda meditación, el eremita se dirige a los lugareños y les dice:

–¡Atended, amigos! ¿Sabéis por qué este hombre no despierta? Porque sueña que está despierto y no hace nada por despertar.

En nuestra somnolencia psíquica, ni siquiera cuestionamos si estamos despiertos o no, pero seguimos viviendo en una atrapante dormidera psíquica. Solo algunas personas, por diversas razones, experimentan un toque de consciencia que les impulsa a trabajar para desarrollarla y encontrar un sentido que pasa inadvertido.

Si uno sueña que ya está despierto, y ni siquiera sospecha que puede adiestrarse para mejorar, nunca lo intentará y ni siquiera se lo planteará, pero los raja-yoguis sí lo hicieron, buscando todas las técnicas necesarias para hacerlo posible.

2. El cuidado de la mente

Cualquier persona algo sensata o cabal que observe su mente se percata de las reacciones tan desmesuradas que se producen y que son de diverso tipo, aunque la mayoría de las veces son de apego o aborrecimiento y otras son egocéntricas.

La mente está enclaustrada en un circuito en el que, cuando percibe o piensa, recuerda o imagina algo agradable, reacciona con apego, aferramiento, anhelo, dependencia, obsesión, pero cuando es desagradable, las reacciones son de aversión, aborrecimiento, odio. Así, la mente está inmersa en este surco repetitivo que engendra tensión, sufrimiento, ofuscación y desasosiego.

Si uno observa su mente mediante un examen ecuánime, se dará cuenta de que esta servidumbre es a menudo una tendencia de apego o de aborrecimiento, una intranquilidad doliente y ansiosa. En ese circuito no puede haber paz interior, ni equilibrio ni armonía. La mente salta de la avidez a la aversión y constantemente está descentrada, acumulando frustraciones, traumas, desencanto y amargura. Es una mente de visión estrecha, una mala compañera, incapaz de ver las cosas como son, oscilando entre el aferramiento y el rechazo. Muchas veces, su informe es poco fiel y nada solvente.

Hay una serie de mecanismos repetitivos y aparentemente autodefensivos que hay que conocer y corregir, pues han configurado hábitos férreos de inútiles y enojosas reacciones, que son velos que impiden ver las cosas como son, sin una acción adecuada de respuesta. Es el clásico ejemplo de confundir la nata con la leche, el cristal con el diamante. Lo peor es que la reactividad de la mente es más grave de lo que uno cree, por varias razones:

- porque genera miedos innecesarios;
- no permite percibir y conocer lo que es como es;
- desencadena pensamientos inútiles y nocivos;
- interfiere entre el observador y lo observado, y mucho más en la medida en que uno va observando, y
- porque se permanece más en lo que pudo ser y podría ser que en lo que es.

Parte del sufrimiento innecesario surge debido al neurótico y doliente parloteo de la mente, ya que no se ve lo que es, sino lo que se teme que sea. Si consideramos que el yoga es un método para la liberación del sufrimiento inútil, si esclarecemos la mente y actúa de acuerdo con lo que realmente es, se puede evitar mucho dolor. Tal como me recordaba, en Benarés, Baba Sibananda: «Que no haya pensamiento sin acción», haciendo referencia a evitar el pensamiento destructivo y neurotizante. La imaginación es una función preciosa de la mente, pero cuando se descarría genera mucho dolor, porque anticipa calamidades o hechos causantes de sufrimiento que nunca llegan. Asimismo, la memoria puede también esclavizar y ser causa de mucho malestar si se desmadra. Todas las funciones mentales tienen su lado positivo y su lado negativo, por eso hay que aprender a manejarse sabiamente con ellas.

En su anhelo por encontrar la libertad interior, los raja-yoguis descubrieron un gran número de enseñanzas, actitudes y métodos con los que debilitar esas tendencias de apego y odio, para finalmente poder saltar fuera de ese circuito inmovilizante. Se trata de cultivar una consciencia más clara y desafectada, la preciosa energía de la ecuanimidad, la visión de relatividad, la mente estable y menos afectada, la comprensión profunda y la capacidad de retomar la presencia del ser cada vez que se pierde. Todo esto configura lo que podríamos llamar trabajo interior, que es una minuciosa estrategia para lograr una mente nueva y una equilibrada psicología. Como reza un antiguo adagio: «No basta con pronunciar la palabra "luz" para que la lámpara se encienda: hay que encenderla».

Aunque sabemos que el raja-yoga puede tener de cinco mil a seis mil años de antigüedad, es imposible definir cuándo se terminó de formar como una disciplina completa de autodesarrollo y liberación mental, si bien, y ahí reside parte de la grandeza del yoga, siempre sigue recogiendo en su seno conocimientos, enseñanzas, métodos y técnicas.

Hubo seres humanos, hace miles de años, que tuvieron intuiciones o despertares de una consciencia más alta que les hizo confiar en esa manera de ver, vivir y relacionarse infinitamente más armónica y plena. Se dieron cuenta de que un ser humano está en principio incompleto, pero puede poner los medios para completarse. Tal como expresa la famosa frase: «En el bloque de mármol ya está la escultura, pero hay que esculpirla».

El ser humano no tiene por qué resignarse a su propia incapacidad psíquica, a su necedad mental, a su falta de visión clara y a un proceder inadecuado. No tiene por qué resignarse a su ignorancia, a su incapacidad para ser más dichoso, a sí mismo y a los demás, a su falta de un conocimiento más intelectual, que de una manera real lo modifique interiormente y le permita una visión más allá de lo aparente.

En ese intento por ir más allá, por comprender, por traspasar las apariencias, por entender, por cumplir los anhelos de una psique más equilibrada y cooperante, por poder vislumbrar, los raja-yoguis empeñaron sus vidas con la esperanza de encontrar en su propio interior un conocimiento menos limitado y más esclarecedor. Se impusieron lo que se ha denominado la triple disciplina: la ética, la de la mente y la del cultivo de la sabiduría liberadora. Se adiestraron para el discernimiento más claro, se perfeccionaron en los sistemas de introspección y buscaron rendijas para poder ir más allá de los condicionamientos psíquicos. La recompensa esperada era el sosiego, la lucidez, el sentimiento de unidad e integración con la Consciencia y la comprensión profunda, la que no puede hallarse en los libros, ideas, conceptos o palabras.

De la misma manera que el astrónomo mira hacia fuera, el raja-yogui mira hacia dentro. Y cuando uno ve con claridad dentro de sí mismo, también ve con claridad en los demás, es decir, que el viaje hacia el interior lo es también hacia los demás seres y, en la medida en que uno obtiene cierta luz, la puede compartir, del mismo modo que la vela se da luz a sí misma y al espacio a su alrededor. Ser luz para uno mismo es serlo para los demás, y encontrar sosiego en uno mismo es poder compartirlo con las otras criaturas. Aunque el sendero de la consciencia es en solitario, otros muchos lo están haciendo y, aunque cada práctica meditativa es personal, si se medita rodeado de miles de personas, todos beben en las mismas aguas de calma y vitalidad.

En Occidente, a su modo, también surgieron raja-yoguis y fueron aquellos que decidieron aislarse para evitar pagar un tributo a la sociedad perversa, ya que no era un tributo físico, sino mental, emocional y moral. Así, los raja-yoguis se apartaron muchas veces de la ortodoxia organizada, en busca de su propia luz, con el fin de ser luz para sí mismos y para los demás, lejos de los dogmas y cultos organizados. Ha habido grandes raja-yoguis en Occidente, entre los que destacan los estoicos y sus sabias enseñanzas.

El raja-yogui le concede especial importancia y trascendencia a la observación. En este sentido, he recogido innumerables testimonios directos de yoguis que han invertido años en observar los fenómenos externos, su mente por dentro y sus reacciones. Establecido en la preciosa energía de la observación, el raja-yogui contempla tanto los fenómenos externos como los que se producen en su mente. De la observación atenta, desafectada y rigurosa, nace un nuevo tipo de conocimiento, que observa el devenir de todo lo que surge. El poder de la observación es indudable y la atención unificada e intensa es como un rayo láser que penetra más allá de las apariencias y brinda también una visión más panorámica y fiable.

A la observación aguda y ecuánime siempre se le ha dado una reveladora importancia en el raja-yoga, imponiéndose lo que podríamos denominar la triple autovigilancia y que, dado su interés, requiere un apartado completo, ya que tiene un gran alcance práctico en la vida diaria. Hay que decir que seguramente, muy pronto, dentro del ámbito del raja-yoga surgieron los ascetas, etcétera, y aquellas otras personas que llevaban las enseñanzas a la vida diaria.

Me consta que, por su propio carácter, el raja-yoga no se dejó absorber por el brahmanismo u otros sistemas filosófico-religiosos, pero sí fue utilizado, del mismo modo que hay que considerar que las creencias como tales no son propias del raja-yoga, sino las experiencias, y entre sus seguidores, entonces y ahora, hay quienes son teístas y quienes son ateos. Más allá de las creencias, lo esencial es seguir las enseñanzas y métodos que conllevan la transformación interior, la superación de la ignorancia básica de la mente, la consecución de la sabiduría liberadora y los superiores estados de consciencia que faciliten el *samadhi* o la aproximación a él.

Como el laboratorio viviente del raja-yogui es su propia mente, en ella efectúa todos sus experimentos, mediante un exhaustivo examen, profundizando hasta la raíz u origen del pensamiento, en un intento perseverante por aprender a pensar y a dejar de pensar, revitalizando las simientes positivas y neutralizando las negativas, aprendiendo a concienciar y dirigir funciones como la memoria, la imaginación o la voluntad. Es un aprendizaje definido en el que hay que luchar con el inconsciente, para ordenarlo y purificarlo. Los resultados de este soberbio trabajo de miles de años son nuestra herencia espiritual, una preciosa caja de herramientas para la transformación interior y el mejoramiento humano.

La mente dispone de mucha energía, pero parte de ella se consume innecesariamente en el parloteo mental, las obsesiones, preocupaciones, disgustos, apegos y aversiones, tendencias insanas de todo tipo, contradicciones, temores infundados, ansiedad y abatimiento. De ese modo, la mente pierde claridad, cordura, fuerza y estabilidad, resintiéndose la percepción y la cognición, debilitándose la fuerza de voluntad y malgastándose la energía. Para poder recuperar la claridad y la calma mental, el raja-yogui trata de conectar con la mente quieta, que es una fuente de bienaventuranza y plenitud. Hay un gran número de técnicas para ello, mediante las cuales se trata de reducir o inhibir los pensamientos, los cuales le hacen a uno desplazarse en el tiempo y en el espacio, descentrándose y generando inquietud y angustia. El raja-yogui aprende a volver a su centro cada vez que el pensamiento incontrolado le saca de él. Podríamos denominarlo el arte de centrifugarse, o sea, volver a sí mismo, con lo que uno aprende a no identificarse con los pensamientos o los procesos emocionales parásitos.

Estar atento y saber tomar distancia es una de las maneras más eficientes de cuidar y proteger la mente. De la misma manera que el camaleón toma el color de la superficie donde se posa, así, por el proceso de identificación, nos dejamos afectar desmesuradamente por las emociones y los pensamientos, tanto por los impactos e influencias que recibimos del exterior como por nuestra propia corriente anímica. Pero el raja-yogui aprende a diferenciar el impacto de la reacción. Como Buda decía: «Los demás me insultan, pero yo no recibo el insulto».

La mente es aún más delicada que el cuerpo y con mayor razón que al cuerpo hay que atenderla, cuidarla y ejercitarla. Hay que activarla voluntariamente, renovarla, aprender a unificarla y saber en su momento calmarla, interiorizarla y ensimismarla. El exceso de externalización y de dispersión consume las mejores energías y va debilitando y trastornando la mente. Por eso, la aplicación de las técnicas de introspección es una formidable terapia para la mente, frena su deterioro y previene su frenética digresión. Pero la persona común se deja tomar y zarandear por sus pensamientos y la mente se vuelve un verdadero caos, no solo descentrándose, también malgastando todos sus potenciales y neurotizándose. La mente es como una sombra difícil de atrapar y dominar. Hay una significativa historia zen. El discípulo, desesperado con la dispersión de su mente, le pidió al maestro que la tranquilizase.

–Coloca tu mente ante mí y la tranquilizaré –dijo el maestro.

–Pero es que cuando busco mi mente no la encuentro –replicó el discípulo.

–¿Lo ves? Ya la he tranquilizado –le dijo el mentor.

Así es la mente, hermana del ego. Se confabulan para generar todo tipo de ataduras, complicaciones, desconcierto y temores.

La mente tiene un lado constructivo y bello que hay que desarrollar, evitando dejarse tomar por el lado destructivo y neurótico. Ese extraordinario raja-yogui que fue Buda recomendó efectuar los cuatro esfuerzos conscientes para sanear y embellecer la mente, que son:

- El esfuerzo por desalojar los pensamientos y estados mentales nocivos.
- El esfuerzo por impedir que vuelvan a entrar los pensamientos y estados mentales nocivos.
- El esfuerzo por suscitar pensamientos y estados mentales sanos.
- El esfuerzo por desarrollar y desplegar esos pensamientos y estados mentales sanos.

De la misma manera, para cuidar y proteger la mente hay que saber manejarse con los pensamientos. Las diferentes técnicas son:

- Observar los pensamientos sin identificarse con ellos, sin perturbarse.
- Inhibir los pensamientos, es decir, cortarlos en su propia raíz y no dejar que progresen.
- Ignorar los pensamientos y continuar con lo que uno esté haciendo.
- Combatir los pensamientos insanos mediante el cultivo de sus opuestos: los sanos. La persona con pensamientos de avidez, que cultive los de generosidad; la persona con pensamientos de rabia o venganza, los de la compasión, y así sucesivamente, pues igual que la luz descorre la oscuridad, los pensamientos sanos refrenan y eliminan los insanos.

Sin entrar ahora a sopesar si el pensamiento tiene fuerza o no con respecto a los acontecimientos, de lo que nadie puede dudar es de que la tiene con respecto a uno mismo y que, en cierto modo, somos hijos de nuestros pensamientos, que nos influyen y condicionan.

El pensamiento debilita o entona el ánimo, lo limita o lo expande. De alguna manera tiende a convertirse en hábitos y estos conforman un carácter. Si el pensamiento te dice que no puedes hacer una cosa, aunque puedas no la haces. El pensamiento vigoroso estimula la fuerza de voluntad. Había un discípulo de Buda, muy anciano y enfermo, que no dejaba que ningún monje le ayudase en sus tareas domésticas y se encargaba de cubrir sus necesidades, por ejemplo, haciéndose el camastro o cosiéndose los hábitos. Extrañados los monjes se lo comentaron a Buda, sin comprender que ese anciano casi centenario fuese capaz de eso. Buda les dijo: «Es cierto, es muy anciano y está muy débil, es un saco de huesos envejecidos, pero su mente es muy fuerte y por eso logra hacer él mismo sus tareas». En cambio, si, aunque seas fuerte te crees débil, actúas como tal.

Forma parte del trabajo de autodesarrollo poder controlar el pensamiento y utilizarlo de manera constructiva, para ayudarse uno mismo y ayudar a los demás.

Hay que darle a la mente un pensamiento nutritivo y sano, como a la psique vitaminas de compasión, ecuanimidad, contento y benevolencia. Pero hay tanto desorden en su trasfondo que a menudo se manifiesta con pensamientos caóticos, mal dirigidos e insanos; todo ello aumentado por un ego que se autoafirma y se convierte en el peor de los tiranos.

La misma mente que tiende a la ofuscación puede tender a la sabiduría. Es un escenario de luces y de sombras y el trabajo interior consiste en disipar las sombras y propiciar las luces, o sea, frenar la ignorancia básica e ir eliminándola para potenciar la sabiduría, que se entiende no como mero conocimiento que no transforma, sino como un especial entendimiento transformativo. Para ello, la mente tiene que salir de sus impedimentos o trabas, muchos de ellos producidos por las impresiones del subconsciente, por esas tendencias que tanto perturban al individuo y son causa de su amargura, sufrimiento, desazón, entendimiento incorrecto y malestar. Siendo, por ejemplo, víctima de la tendencia o *samskara* del odio, ¿quién puede sentirse bien? ¿O siendo víctima de la latencia o residuo subconsciente de los celos, la rabia, la avaricia o la envidia? Sin embargo, cuando tendencias o impresiones como las de la soberbia, el rencor, la avidez o el odio se van debilitando, surge una sensación de bienestar hasta entonces desconocida o incluso insospechada.

Atender la mente, cuidarla, adiestrarla y obtener lo mejor de ella es uno de los propósitos esenciales del raja-yoga y solo uno puede hacerlo por sí mismo. Como declaraba Buda: «Los grandes muestran la ruta, pero uno mismo tiene que recorrerla».

3. El trabajo interior

El trabajo interior o sobre sí mismo se realiza sobre la propia mente, la vida interior, el sistema emocional y la conducta para ascender al umbral de la consciencia, conocerse y mejorarse, amplificando las potencias internas, seguir una ética genuina, aprender a pensar y dejar de pensar, purificar el discernimiento, darle un mayor sentido y más hermoso propósito a la vida. Asimismo, liberarse del sufrimiento inútil y desarrollar la comprensión profunda y clara, ser más consciente, humano, cooperante, sosegado y dueño de un entendimiento correcto, utilizando mejor los recursos internos, armonizar con uno mismo y con las otras criaturas, ordenar y manejar las funciones mentales y emocionales, y, en suma, recuperarse a uno mismo y alcanzar un más inspirador significado vital.

Es un trabajo de aceptación interior, para desde ahí transformarse y realizarse, que requiere disciplina, inteligencia básica, intrepidez para verse uno mismo tal cual es, sin autoengaños o escapismos. La observancia de una serie de solventes técnicas, muy experimentadas a lo largo de siglos, que nos han legado los raja-yoguis y que configuran el *sadhana* o adiestramiento personal, donde se implican todos los factores constitutivos de la organización psicosomática: mente, emociones, comportamientos, energías y cuerpo.

Esta estrategia básica para el cambio interior, que examinaremos, es el resultado de miles de años de investigación y descubrimientos internos, un precioso legado para el autoconocimiento y el mejoramiento humano.

En busca de la persona real

Hay una historia que dice mucho sobre este tema. En un reino se está celebrando una fiesta en honor del monarca y, tras el banquete, va a danzar una bailarina, pero la joven ha enfermado. Los ministros no quieren desairar al maestro y le piden a un siervo que se vista de bailarina, se maquille y baile ante el rey. El siervo obedece y así lo hace. Pero la pregunta es: ¿En algún momento deja el bailarín de saber que es hombre y se cree bailarina? Seguro que no, porque, si se produjera ese fenómeno de identificación, es porque el siervo está alienado. Pues bien, la mayoría de las personas estamos alienadas, porque creemos que somos lo que no somos, porque nos identificamos tanto con la falsa personalidad que nos enajenamos y vivimos de espaldas a nuestra propia esencia. Lo que urge hacer es recuperarse a sí mismo, del mismo modo que el hijo pródigo de la parábola finalmente siente la necesidad de regresar al hogar y reconciliarse con el padre (el ser).

En las antiguas tradiciones para la transformación y la conquista de la sabiduría se nos habla de la persona real y la persona adquirida. El trabajo interior exige que vayamos discerniendo entre la persona real que somos y la que creemos ser y es adquirida. Hay dos términos que se utilizan poco, pero que son muy significativos: otredad (lo otro) y mismidad (uno mismo). Se trata de desasirse de lo otro, la persona adquirida, y convertirse en uno mismo, la persona real. Se requiere para ello mucha autoindagación, intrepidez y motivación. Como reza el antiguo símil, separar la nata de la leche, o sea, saber ver entre lo adquirido, que hay que desechar, y lo real, que hay que recobrar.

En distintas tradiciones, el maestro ha aseverado: «Soy el que soy». Establecerse en el núcleo ontológico forma parte del trabajo sobre uno mismo. «Soy el que soy», y no el que creo ser, el que imagino ser, el que me han dicho que soy o quieren que sea, en el que quieren convertirme y así falsearme.

El mentor le dice a su discípulo de una forma contundente: «Tú eres el que nunca ha dejado de ser». Aunque eso no lleva a ninguna parte, es una idea, una ensoñación visionaria, un concepto. Muy diferente es cuando se percata en lo más profundo y muere a la vieja y falsa personalidad para renacer al ser. Entonces, surge otra manera de percibir, sentir, conocer y relacionarse; un nuevo modo de conectar con la realidad, con otra manera de reaccionar, proceder y discernir.

El cultivo metódico del entrenamiento de las funciones de la mente desarrolla otra manera de ser y vivirse, otro modo de experimentar, donde se produce un cambio notable en la forma de pensar, que ya no está tan limitada por lo que se llaman los pares de opuestos o contrarios (amargo-dulce, dentro-fuera) y se libera uno del excesivo rigor y condicionamiento del pensamiento conceptual, siempre basado en etiquetas y de limitada captación.

Las técnicas de introspección del raja-yoga enseñan a dar un salto más allá del ámbito del pensamiento ordinario, que es imprescindible pero limitado, porque el concepto no es la cosa y la descripción no es el hecho. Como dijo un mentor: «O lo captas o no lo captas, pero de nada sirve elucubrar». Hay, como dice el Zen, una afirmación lejos de la común afirmación-negación. Cuando la consciencia ordinaria se sobrepasa, el ángulo de visión es bien diferente y, por lo tanto, la comprensión. Si te metes en el atolladero de esto o aquello, no sales, pero no se crea división o conflicto entre esto o aquello y la mente no se divide, ya estás fuera, como el ganso que en el *koan* zen no podía sacar de la botella en que le metieron de bebé cuando creció, pero de súbito el milagro sobrevino: Ya está fuera, sin romper la botella y sin matarlo. Le preguntaron a un mentor: «¿Para qué está la dualidad?». Y este repuso: «Para ir más allá de ella». Por una pregunta similar, mi maestro de zen me arrojó a la cabeza un pesado cenicero y, si hubiera acertado, igual yo no estaría aquí. Pero la mente ejerce sin parar el deporte de divagar. No llega a ninguna parte, no sale del atolladero, pero divaga.

La superación de las tendencias nocivas

La mente es un reservorio de tendencias sanas y nocivas. En principio la mente del ser humano tiene tendencias perniciosas muy pronunciadas, siendo las más nucleares la avidez, el odio y la ofuscación, que dan lugar a otras como los celos, la envidia, la ira, el rencor, la soberbia y tantas otras. La mente es así un escenario de luces y sombras. Por fortuna, también hay tendencias sanas, como la lucidez, la compasión, la generosidad, etcétera. La labor del aspirante de yoga es tratar de ir enfriando y debilitando las raíces de lo insano y promover, desplegar y expresar las raíces de lo sano. En este adiestramiento tan especial, también cuenta debilitar los estados emocionales perniciosos e ir potenciando los constructivos. Hay que retirar la energía a las tendencias insanas y procurarlas a las sanas. Para ello se requieren dos elementos básicos: atención o vigilancia, y fuerza de voluntad o esfuerzo consciente. Estando atento, uno descubre cuándo las tendencias insanas van a arrebatarle y, con la fuerza de voluntad, las desarticula y las debilita, mediante el cultivo metódico y motivado de las sanas. Es un trabajo de mucho beneficio para uno mismo y para los demás. También, es útil reflexionar acerca de que las tendencias nocivas jamás han creado nada hermoso o constructivo a lo largo de toda la humanidad, en tanto que las tendencias sanas y cooperantes han sido como una bendición para el planeta. Hay que ser muy necio para, si se obtiene esta comprensión clara y basada en un recto discernimiento, seguir dejándose arrebatar por las tendencias insanas y no poner todo el énfasis en estimular las saludables.

La ofuscación, es decir, la falta de un discernimiento claro, realimenta muchas tendencias negativas. En la medida en que la ofuscación se disipa y surge un entendimiento más correcto, muchas tendencias nocivas pierden fuerza o incluso se desvanecen, pero hay otras que están tan enraizadas en lo hondo de la psique que hay que hacer un gran trabajo sobre uno mismo para desenraizarlas. Son tendencias subyacentes que se perpetúan y fortalecen al repetirse una y otra vez, por lo que desenraizarlas requiere mucha atención, firme resolución, motivación y perseverancia.

En el hinduismo, las tendencias innatas se llaman *samskaras* y en el budismo, *shankaras*. La traducción de estos términos es difícil, pero podemos utilizar las siguientes: latencias del inconsciente, residuos subliminales, tendencias subyacentes, condicionamientos o reactividades. Todos somos víctimas de estas tendencias, que nos automatizan, esclavizan, roban la libertad y causan inmenso sufrimiento.

Debilitar el poder del hábito negativo

La fuerza psíquica del hábito es impresionante y nos condiciona en grado sumo. Nos habituamos a la rabia, los celos, la envidia, el odio; nos dejamos arrastrar por el hábito de la irritabilidad, la violencia, el apego, la ira. Los hábitos psíquicos perniciosos nos roban la paz interior y el entendimiento correcto, incluso nos habituamos a la malevolencia y la maledicencia, a herir a los demás, a compadecernos o denigrarnos. Somos víctimas del hábito de la suspicacia o la susceptibilidad, de la ñoñería o la pusilanimidad, y uno se habitúa al sufrimiento mental, a los pensamientos hostiles, a las emociones insanas.

Hay un gran trabajo que hacer para deshabituarse de los hábitos nocivos, repetidos y perpetuados a lo largo de años, que han tomado una fuerza indómita y nos roban la libertad interior, la espontaneidad, el fluir libremente. Este trabajo para conseguir la libertad interior, para desprogramar y descondicionar, requiere estar muy alerta, tratando de quebrar la continuidad del hábito negativo, combatiéndolo mediante el cultivo del opuesto, el hábito positivo. Así que necesitamos unir la atención autovigilante y la fuerza de voluntad, el firme propósito y una concentración sólida para cultivar el hábito psíquico positivo. Un puñado de hábitos negativos puede arruinar la vida de una persona. Vivir a la sombra del repetido y perpetuado hábito negativo, aferrándonos a sus feas e insanas tendencias, nos empobrece hasta donde no podemos ni siquiera sospechar. La meditación es de gran ayuda para descubrirlos y decodificarlos y, desde luego, entrenar una mente en el *ekagrata* o unidireccionalidad.

Cuando uno comienza la batalla contra el hábito negativo, se percata de la fuerza que ha adquirido, pero el hecho de descubrirlo y tenerlo bajo control es una magnífica forma de llevar la meditación a la vida diaria, donde precisamente estos hábitos se manifiestan y retroalimentan a nuestro pesar. En esta contienda contra el hábito negativo, la atención desempeñará un gran papel y demostrará su gran poder liberador, pero tiene que ir unida a la firme voluntad y la disciplina. Como dijo un maestro sufí a sus discípulos: «Porque soy débil, comprendo vuestra debilidad». El hábito negativo se nos impone de un modo tan implacable que aumenta la debilidad y nos roba nuestras mejores energías. Sin embargo, igual que hemos alimentado y perpetuado hábitos negativos, podemos proceder con los positivos, y comenzar a cultivar la paciencia, la benevolencia, la palabra correcta y conciliadora, la serenidad, el espíritu cooperante, la tolerancia y tantos otros.

El recto propósito

Sabiendo de su enorme importancia, Buda insistía en este, al que se denomina recto, porque es un propósito constructivo, provechoso, que ayuda a la evolución consciente, es ético y favorable para uno mismo y para los demás. Esta condición es mucho más importante de lo que en principio uno puede valorar porque, si el propósito no es adecuado y firme, no sirve. Desempeña un papel fundamental en el cambio interior y nos ayuda a desplegar la voluntad para conseguirlo. Se convierte en nuestra meta y se tiene que caracterizar por la persistencia. Podemos citar algunos firmes propósitos que son muy convenientes, como el de observar la ética genuina, poner energía y seriedad en el intento por mejorar y evolucionar, tratando de liberarse de las raíces de lo insano.

El recto propósito de trabajar rigurosamente sobre uno mismo, practicando con asiduidad la meditación, esforzándose con motivación para mejorar y por cultivar la sabiduría y la compasión.

El pensamiento recto

Por un lado, está el pensamiento mecánico que nos piensa y, por otro, el pensamiento consciente y voluntario. En realidad, muchas veces no pensamos, sino que somos pensados por el pensamiento, que nos lleva hacia uno y otro lado, nos perturba y desconcierta, nos hace perder fuerza mental y firme determinación.

El recto pensar consiste en reflexionar con orden, equilibrio emocional, visión clara y, sobre todo, ecuanimidad. Es un pensamiento que ayuda a dilucidar, por eso no es el pensamiento desordenado y ciego que añade ofuscación a la obstinación.

El pensamiento correctamente utilizado es una herramienta muy útil, pero, si se utiliza incorrectamente, es como servirse mal de una guadaña y cortarse un miembro. En cada pensamiento puede haber luz pero también muchas sombras, por eso, una cosa es servirse de pensamientos nobles y otra dejarse contaminar por los de odio, rabia, venganza, afán de explotar o denigrar a los otros, ponzoña e ira. Como decía un conocido mentor: «Si cuesta lo mismo pensar positiva que negativamente, ¿por qué te empeñas en pensar mal?».

En todas las tradiciones en las que se ha valorado el cultivo de la mente, se ha insistido en la necesidad de promover pensamientos positivos y aprender a dirigirlos de una manera consciente, equilibrada y lo más lúcida posible.

Del intelecto a la intuición

Cuando está bien encaminado y puesto al servicio del examen o análisis constructivo, el intelecto es una preciosa función de la mente, pero tiene su alcance, sus limitaciones y sus riesgos, porque solo cubre una parte del viaje. Es como un automóvil que te puede llevar hasta el borde del mar pero luego tienes que cambiar de vehículo para navegar por el océano.

Cuando el intelecto se empeña en resolver determinadas cuestiones, es como si el tornillo de un boeing quisiera comprender todo el funcionamiento del aparato, es decir, la pulga queriendo entender el Cosmos.

El razonamiento, el análisis conceptual y el juicio son funciones de la mente nada desdeñables, por supuesto, y sobre todo si se las purifica y utiliza adecuadamente, pero aun así hay otras maneras de sentir, percibir, conocer y dilucidar que no dependen tan directamente del razonamiento o que se sitúan más allá de este. Por sus connotaciones negativas o distorsionadas, hay que utilizar con cautela el término «intuición», pero nos referimos a este como una capacidad del ser humano de conocer y percibir lo que pasa por otros canales o frecuencias distintas a las del pensamiento ordinario, que puede ofrecer un tipo especial de conocimiento más transformativo y revelador. Por un lado, estaría la lógica y, por otro, lo que se ha venido en denominar la lógica paradójica, o sea, el conocimiento y la sabiduría, pues donde termina el raciocinio empieza la gnosis.

El conocimiento es transmisible, pero la sabiduría hay que ganarla, aquel no transforma, pero esta sí lo hace. El conocimiento puede ser muy seco y se queda más en lo aparente o superficial, pero la sabiduría, que implica mente y corazón, tiene su propia savia y conecta con el alma misma de lo que es. Ser una persona de conocimiento no quiere decir ni mucho menos ser una persona de sabiduría.

El trabajo interior o sobre uno mismo nace de la aceptación consciente de una serie de obstáculos mentales y de discapacidades psíquicas que impiden ser más completo y aportar sosiego y compasión a los demás. Es una tarea que supone conocerse y poner los medios para superar el lado ignorante y neurótico de uno mismo, para poder experimentar la sensación de inspirarse en la calma, la ecuanimidad, la visión correcta y la compasión. Siempre ha habido seres humanos que han aspirado a una manera de ser y estar en el mundo más ecuánime y beneficiosa para todos. Por eso han surgido enseñanzas y métodos, que el raja-yoga ha sabido enriquecer y custodiar. Aun fuera de la ortodoxia hindú, grandes seres como Buda y Mahavira fueron extraordinarios raja-yoguis, y hay que insistir en ello y dejarlo claro, pues el yoga es extrabrahmánico y no una propiedad del hinduismo como algunos han querido.

Las cuatro vías:

En mis clases de raja-yoga, les recuerdo a menudo a los alumnos la existencia de las cuatro vías, que he denominado, por conveniencia, como: la de la observación de sí mismo o autovigilancia, la del autoconocimiento o autodescubrimiento, la de la transformación y la de la realización de sí.

Vía de la autoobservación

Sea cierto o no, es lo mismo. Se nos ha dicho que Newton descubrió la teoría de la atracción cuando vio cómo se desplomaba una manzana, o sea, a través de la observación. Fleming descubrió la penicilina observando y Einstein, la ley de la relatividad, mirando más allá de los modelos mentales ordinarios. Un fotógrafo para tomar una foto previamente observa y un pintor contempla el paisaje que va a plasmar en el lienzo. Observar es conocer; contemplar es ver en profundidad; mirar es una manera de descubrir, descifrar y desenmascarar.

Se ha insistido en el precepto socrático que dice: «Conócete a ti mismo», pero a la gente le entra por un oído y le sale por el otro, porque no se le explica lo provechoso que puede ser conocerse y tampoco cómo hacerlo. Uno vive consigo mismo un buen número de años y no se conoce. En nuestra insoportable petulancia creemos que sí, pero no tenemos ni idea. Es más, a veces uno cree conocerlo todo, pero no hace nada por conocerse.

El raja-yogui sí lo hizo desde el principio. Desde la antigüedad, el ser humano se ha preguntado ¿quién soy yo?, pero nada ha hecho por descubrirlo. En consecuencia, la mayoría de las personas viven una vida con un gran desconocido: ellas mismas. Como somos muy egocéntricos nos preocupamos por nosotros, incluso obsesivamente, pero eso no quiere decir que nos conozcamos. Si nos conociéramos seríamos menos egoicos. Nos miramos en el espejo, nos recreamos contemplando una fotografía sobre nosotros, pero no nos miramos por dentro, no estamos atentos a nuestras reacciones, engaños y auto-engaños, subterfugios, escapismos. Llevamos a un total desconocido con nosotros, aunque nos jactemos de lo contrario.

La verdadera manera de conocernos es observarnos y no es nada fácil, porque, por un lado, se nos olvida y, por otro, no sabemos mirarnos y podemos caer en ver lo que queremos o tememos ver. Si quieres conocer al máximo a una persona, tienes que observarla hasta en sus más inadvertidas reacciones y actitudes. La observación de uno mismo tiene que tratar de ser, dentro de lo posible, objetiva o neutral, es decir, evitar justificaciones, pretextos y recriminaciones.

Se puede llevar a cabo en cualquier momento o circunstancia y nos ayuda a vigilarnos, tomar consciencia y corregir cuanto sea necesario. Veremos cosas en nosotros que no nos van a gustar, incluso un buen número de inexcusables mezquindades, mucho egoísmo, intentos de manipulación, mentiras y demás. Es un desenmascaramiento doloroso pero muy terapéutico. Habrá cosas que nos disgusten inmensamente, mejor así, porque podremos cambiarlas y no seguir adaptándonos a nuestra evidente necedad.

Vía del autoconocimiento

Si miras, conoces y, si observas, descubres. A través de la autoobservación, uno sabe más de sí mismo, de sus contradicciones y ambivalencias, sus traumas y frustraciones, sus miedos y carencias, sus temores y tendencias neuróticas, sus engaños y autoengaños, sus reacciones de todo orden. Como los miedos del ego, que producen susceptibilidad y suspicacias, los intentos por afirmarse, las dependencias y, además, hay mucho que mirar y mucho por descubrir. A veces es como estar con un completo desconocido, abrirse camino entre la jungla psicológica y tratar de comprender nuestra complejidad, pero si no miras, no descubres y, si no descubres, no sabes qué tienes que cambiar en ti mismo.

Vía de la transformación

Cuando uno empieza a conocerse, comienza a ver las causas de mucho de lo que procesa en sí mismo, de sus tendencias más íntimas, de sus reacciones más diversas, de los comportamientos del ego, de los autoengaños y los pretextos falaces, de las mentiras y los subterfugios, de los agujeros psíquicos, de los torturadores internos, las resistencias psicológicas a creer interiormente y los enmascaramientos que nos estancan en la senda de la autorrealización.

La vía de la transformación es esencial y es el propósito fundamental del raja-yoga: transformarse. ¿Para qué? Para disfrutar de una consciencia más lúcida y un entendimiento más correcto, para superar la ignorancia básica de la mente y todo lo que de calamitoso trae con ella y cultivar la sabiduría que libera del sufrimiento inútil que generamos en nosotros y en los demás. Para debilitar las tendencias insanas y potenciar las sanas y provechosas, para alcanzar el sosiego y la lucidez, para ser más cooperante y compasivo, para darle un sentido a la vida y mejorar, sobre todo, para hallar refugio en uno mismo.

Vía de la realización de sí

El término «realización», tan manoseado, es confuso y difuso. Podríamos decir que se trata de hacer real, o sea realizar, lo que nunca ha dejado de serlo. Asimismo, realizar nuestras potencialidades de verdaderos seres humanos, es decir, conseguir la evolución cierta de la consciencia. Pero todo lo que se diga es, en cierto modo, improcedente, porque es como estar hablando de viajar sin hacerlo.

La vía de la realización se inicia tras haberse observado, conocido y empezado a transformarse, pues desemboca allí, cuando las tres anteriores se han recorrido y uno va dejando de ser la persona dormida para comenzar a ser una persona más despierta. Aunque la realización definitiva es una, existen diversos grados de autorrealización. El trabajo alcanza toda la psique y es una verdadera revolución interior, una mutación de la consciencia. Por un lado, uno se despoja de muchas cosas que tenía en sí mismo y obstruían su visión y, por otro, se despiertan facultades que estaban latentes. Aunque parezca una paradoja, y lo es, uno deja de ser para ser.

Shadana

Un término que podríamos traducir por entrenamiento o disciplina espiritual y es el título de un libro que he publicado en esta editorial y donde se recogen muchos métodos para el autodesarrollo.

Hay un adagio que dice así: «La vida sin el *Dharma* es nada», y asimismo podríamos afirmar que, «sin *sadhana*, la enseñanza es nada», pues representa el adiestramiento para llevar a cabo el trabajo interior y que no se quede en mera teoría o en una hermosa intención. Es la práctica como tal, la materialización de las enseñanzas, aplicando todas aquellas técnicas que son fiables y útiles para la transformación interior, el desarrollo de la consciencia y la actualización de potenciales internos que, de otra manera, quedarían aletargados y no se manifestarían.

El *sadhana* es una parte inherente al yoga en general y, por supuesto, del raja-yoga. ¿Cómo puede haber cambio y mejoramiento sin *sadhana*? ¿Cómo es posible conocerse y modificarse sin *sadhana*, que implica enseñanza y práctica? Como dice el antiguo axioma: «No basta con pronunciar la palabra "luz" para que la lámpara se encienda». Hay que encenderla, del mismo modo que se requiere el ejercicio para recorrer la senda. Y el *sadhana* exige disciplina, perseverancia, motivación, práctica regular y no desfallecer. Se necesita el esfuerzo consciente que ayuda a vencer la desidia, la indolencia y la pereza.

Su origen data de miles de años, cuando unas personas, en su intento por trascender, mejorar y conectar con un conocimiento más elevado, empezaron a buscar y a profundizar en el modo de viajar hacia su interior, explorarse y realizar, conectar con sus aletargados potenciales internos, creando así enseñanzas para la evolución consciente, técnicas psicomentales, métodos de introspección y búsqueda, procedimientos para afinar la mente y las emociones, para darle un más elevado propósito y sentido a la vida.

Como dijo un maestro: «Miradme, soy un esclavo de mi propia intensidad». Una intensidad que, en el *sadhana*, será más llevadera cuanto más firme sea la motivación. Aunque nada se consigue sin intensidad, también hay que estimular la confianza en los propios potenciales y, por supuesto, en las enseñanzas milenarias, desprovistas de cualquier dogma y ajenas a cualquier culto preestablecido.

El *sadhana* es el *sadhana*. Uno puede seguir o no una religión, una fe o un culto, pero el *sadhana* es independiente, es un método aséptico para la realización de sí, y por eso precisamente se han servido de él muchos sistemas filosófico-religiosos y ha sobrevivido a cualquiera de ellos, porque el método no se deja limitar por las creencias.

Si aprendes a meditar, da igual si eres o no religioso, o si aprendes a concentrarte, relajarte, hacer *pranayama*. La creencia puede confortar e inspirar, pero lo que transforma es el método. Te permite ir más allá y no estancarte ni extraviarte en elucubraciones o contentarte con placebos, por eso el raja-yoga es básicamente *sadhana*. Para conocer, desarrollar, ampliar, sanear, estabilizar y mejorar la mente se requiere *sadhana*. Si uno trata de seguir una genuina ética, eso es *sadhana*; si se trata de mantener la atención mental, eso es *sadhana*; si se purifica el discernimiento, *sadhana*, así como si se medita, se siguen técnicas psicosomáticas conscientes, se trata de ser fiel a la recta motivación o de tener actitudes karma-yóguicas de ayuda a los otros y compasión. *Sadhana* es la intención puesta en acción; la voluntad que se despliega.

Con el *sadhana* nunca te sientes desvalido y se convierte en tu fiel amigo. Está ahí para que puedas servirte de él y que lo conviertas en un fiable punto de apoyo; incluso en los momentos de mayor incertidumbre espiritual, cuando se hace muy dificultoso el camino hacia la libertad interior, disponemos del *sadhana*. No es una ensoñación, ni una filosofía ni un alimento ficticio, sino una contundente realidad que ha sido experimentada a lo largo de miles de años. Como me dijo un mentor: «Puedo dudar de todo, menos de mi *sadhana*, porque el *sadhana* es una experiencia diaria, es mi método de vida». Me identifico plenamente con ello, pues como todo el mundo he conocido fracasos, he cometido miles de errores, he sufrido la muerte de seres muy amados (humanos y animales), he pasado por graves enfermedades, he padecido deslealtades, he experimentado noches oscuras del alma, pero siempre he podido contar con el *sadhana*. A veces ha sido una técnica para superar un pensamiento negativo o transformarlo; otras, un ejercicio de *pranayama* para revitalizarme; otras, una práctica de meditación para conectar con mi lado más sosegado; a veces una sesión de relación profunda o de vaciamiento mental; en ocasiones un asana conveniente o la recitación de un mantra; no pocas veces la confianza en el *Dharma* o sabiduría perenne y liberatoria. Uno puede fallar, pero no el *Dharma*; un mentor puede ser débil y confundirse, pero no el *Dharma*. Al final, el maestro es siempre la Enseñanza que nos conduce al preceptor interior.

La grandeza del verdadero raja-yoga, que vengo investigando desde hace sesenta años, es que no exige ni impone ningún tipo de creencias, respeta el razonamiento puro y la intuición, trata de hacerte realmente libre y no cambiar unas cadenas por otras. Descubrí desde el primer momento al raja-yogui como el verdadero librepensador, sin aferrarse a escleróticas ideologías, en el encuentro de sí mismo y de las otras criaturas.

El trabajo interior o trabajo sobre nosotros mismos tiene un objetivo muy definido: hacernos más conscientes, para humanizarnos, ser dueños de nosotros mismos, aprovechar la vida para ser más cooperantes, ensanchar los límites de la comprensión y darle un significado a nuestro devenir existencial. Se trata de estar en el mundo de una manera más lúcida y compasiva, superando conflictos, favoreciendo el acercamiento de las criaturas sintientes, liberándose del lado más inicuo de sí mismo para que pueda aflorar el más indulgente. No es un trabajo fácil, porque se desarrolla a contracorriente, lo mismo hace cinco mil años que ahora. Y si uno no sigue enseñanzas diáfanas y métodos solventes, corre el riesgo de estar yendo siempre de abajo hacia arriba, por la misma orilla, sin lograr pasar a la otra.

4. Las cualidades de la mente y sus estados

Las cualidades de la mente se conocen como *gunas*. Estas cualidades están en la naturaleza o materia, pero también se manifiestan en la mente, interrelacionan y se configuran en la sustancia material (*prakriti*). Unas veces prevalecen unas y otras interactúan y forman parte de la dinámica cósmica. Son tres cualidades que operan en la sustancia mental y crean en ella tres estados, que son la vehemencia o pasión (*rajas*), la apatía o inercia (*tamas*) y la pureza o armonía (*sattva*). La *Bhagavad Gita*, la gran escritura hindú, se refiere a ellas del siguiente modo:

> El ser indestructible que habita en el cuerpo que se encuentra encadenado a *sattva*, *rajas* y *tamas*, los tres modos de ser nacidos de la naturaleza:
>
> *Sattva*, gracias a su pureza, es origen de luz y no causa de enfermedad, dolor ni daño de ninguna clase; solamente ata por la inclinación al conocimiento de la felicidad.
>
> La esencia de *rajas* es el deseo y la pasión; es el resultado de la inclinación del alma a los objetos. Y el alma encarnada es encadenada por *rajas*, gracias a la inclinación a obrar.
>
> Producto de la ignorancia, *tamas*, es la perdición de los seres y encadena por la negligencia y la indolencia.

Salvo cuando la persona se libera o autorrealiza, los tres estados interactúan, pero unas veces prevalece uno y en otras ocasiones, otros. Lo ideal yóguicamente es que predomine el estado de pureza o equilibrio que es *sattva*, y que estén debilitados o sublimados los estados de vehemencia, apego y pasión (*tajas*) y los de apatía, inercia o pereza (*tamas*).

La disciplina yóguica, la ética genuina y la práctica asidua de la meditación pretenden obtener la pureza y el equilibrio mentales, es decir, asegurar el estado de *sattva*, en el que se manifiesta la naturaleza real, y por eso la antigua instrucción dice: «Cuando el pensamiento cesa, se revela la luz del ser». Las distintas técnicas y enseñanzas del raja-yoga quieren conducir al practicante a la consecución de una mente sátvica o pura, donde la esencia ontológica se revela, lo que no es posible si la mente no está totalmente purificada y libre de la acción de los condicionamientos inconscientes, de las latencias subliminales que en el yoga se conocen como *samskaras* y que, mientras actúan, roban la libertad interior y la paz mental. El yogui se propone ir alcanzando estados superiores y más puros de consciencia, liberados de *rajas* y *tamas*, y donde ilumina *sattva*. Mientras la mente esté velada y zarandeada por la pasión y la inercia, difícilmente se podrá revelar el Sí-mismo o la naturaleza real, aunque a veces haya golpes de luz, que son muy de valorar. Igual que el sol no alumbra si la niebla es espesa, la naturaleza real no se manifiesta mientras la mente esté velada por el apego y el odio, resultado de *rajas* y *tamas*.

La quietud muy profunda hace posible que el Sí-mismo se vaya asomando, aunque sea por instantes. Si el raja-yoga pone desde antaño tanto énfasis en la quietud y la inmovilidad es para poder captar experiencias que escapan a la intranquilidad y al movimiento. Por ello, los ejercicios de *hatha-yoga* nada tienen que ver con el genuino raja-yoga y, por ello, la detención en los asanas y la experiencia pranayámica son esenciales para ir más allá de la mente inquieta y parlanchina y poder lograr el silencio interior en que se obtiene una vivencia pura y desnuda del ser. De ello se deduciría, sin el menor género de dudas, que los yogas gimnásticos están en el lado opuesto del raja-yoga. No se trata de dinamismo, sino de quietud consciente e interiorizada; no es hacer, sino ser. Toda persona que conozca el raja-yoga sabe que esta aseveración es cierta e irrefutable, por mucho que los yoguistas se nieguen a reconocerlo. El aquietamiento desempeña un papel esencial en el raja-yoga y no parece factible que uno pueda aquietarse mediante una gimnasia acrobática. Por eso, el auténtico *hatha-yoga* le da tanta importancia y trascendencia al *asana* en detención y al *pranayama*, como medios o herramientas para acceder al *pratyahara* o mente en absoluta calma, y por lo tanto ese tiempo que dure, sátvica.

En el raja-yoga se ha buscado, desde tiempos inmemoriales, la forma de acceder a la mente sátvica o, dicho de otra forma, transformar, en lo posible, la mente en sátvica o pura y equilibrada, porque es en esa mente donde florece la confortadora energía de la quietud sin sombra de desasosiego, de un espacio más allá del ego, en el que aflora otra manera de percibir, conocer, sentirse y ser.

La mente sátvica es la mente quieta, armónica, libre de ofuscación y, por tanto, de apego y odio. Es la mente libre, hasta donde sea posible, de los *samskaras* o impresiones subconscientes. Es la mente de la sabiduría, que a veces solo destella unos segundos, pero con eso ya alcanza para ir modificando las estructuras más profundas de la mente, transformando, podríamos decirlo así, los eneagramas cerebrales. Destello tras destello de mente sátvica, con lo que ello conlleva, logra conseguir un equilibrio en la mente que está más allá de las tendencias rajásicas y tamásicas, es decir, de vehemencia y apego, por un lado, y apatía e inercia, por otro. La energía de profunda quietud que es *sattva*, la que limpia, reorganiza, armoniza y deja el camino libre para que se manifieste otro tipo de experiencia y conocimiento. Desde este enfoque, será más fácil entender esa constante del raja-yoga por obtener una intensa frecuencia de quietud y vaciamiento, recurriendo a técnicas de detención psicosomática muy ensayadas y de gran solvencia, que a la par que se convierten en procedimientos de contramecanicidad o desautomatización, que ayudan a debilitar o erradicar las impresiones y tendencias originadas en el subconsciente (*samskaras* y *vasanas*).

Estados de la mente

El conocimiento de los raja-yoguis es experiencial y directo. Nada se deja librado al azar, nada es el resultado de creencias o especulaciones. En una ocasión un mentor me dijo de otro: «Él sabe». «¿Por qué?», pregunté. Y concluyó: «Porque experimenta». Y así he conocido maestros y yoguis que han dedicado años a la observación y al descubrimiento de su mente. No hablan por sabiduría ajena, sino propia. Y en su incursión en todos los ángulos de la mente, los raja-yoguis descifran los cuatro estados básicos de la mente, a que hace referencia la *Mandukya Upanishad*:

> Este yo es Brahma, y este yo es de cuatro clases. El estado de vigilia, con conocimiento de los objetos exteriores, es la primera clase. El estado de sueño que percibe en el interior de uno mismo una dicha desprovista de objetos materiales, es la segunda clase. El sueño

profundo, en el que el durmiente no tiene ningún deseo ni sueños, el estado de letargo profundo, unificado, ya que es conocimiento puro en el que se goza intensamente, es la tercera clase. El no percibir ni interior ni exteriormente, ni conocer ni no conocer, la única forma imperceptible, indescriptible, innominable de la consciencia de uno mismo, la negación del mundo fenoménico es la cuarta clase, esto es, el sí-mismo, lo que debe realizarse.

Estos cuatro estados se denominan, respectivamente, *jagrat*, *swapna*, *sushupti* y *turiya*. Extendámonos un poco acerca de ellos.

El estado de vigilia o *jagrat* es el de la consciencia operando y cambiando. Al conectar los órganos sensoriales con el objeto sensorial, si hay consciencia, se produce la percepción. Más consciencia, más percepción; consciencia más clara, percepción más nítida. Por lo general, la consciencia está muy empañada o abotargada, pero se puede ir trabajando sobre ella como el joyero pule el diamante. La consciencia puede pulirse, intensificarse, clarificarse y convertirse en más penetrativa. Más consciente, más viva. El raja-yogui es un explorador de la consciencia y con sus técnicas trata de ensancharla e intensificarla, con lo que se puede percibir y ver lo que antes pasaba desapercibido. El trabajo del raja-yoga es desde la consciencia, aunque también hay raja-yoguis que trabajan por su evolución en el estado de duermevela. El despertar de la consciencia consiste en lograr un nivel hasta entonces inusual. Si eres consciente, incluso te das cuenta de que te das cuenta. La consciencia se abrillanta y puede ser volcada hacia fuera o replegarse sobre sí misma y cultivar la consciencia o autoser. Hay ejercicios en el raja-yoga para cultivar e intensificar la pura y desnuda sensación de ser o autoconsciencia.

El estado de sueño con ensueños o *swapna* induce a la consciencia a un estado de pasividad y el subconsciente continúa operando y generando ensoñaciones o imágenes oníricas, parte de las cuales se produce también por percepciones sensoriales. Para el yogui bien entrenado, la consciencia y la subconsciencia permanecen más pasivas y se producen menos ensoñaciones.

El estado denominado *sushupti* representa el sueño profundo y sin ensoñaciones. La mente se pliega sobre sí misma y se renueva por completo. Representa un estado de calma muy profunda y beneficiosa, pues cesan las modificaciones mentales, es decir, es una especie de meditación natural. En la *Chandogya Upanishad* se especifica a propósito de este estado:

> El espíritu que duerme sin ensueños, en la silenciosa quietud del sueño profundo, ese es Atmán, el espíritu inmortal carente de temores, eso es Brahmán.

Si el practicante se ha adiestrado en la introspección, conseguirá un sueño más hondo y reparador.

El cuarto estado es el de *turiya*, nada fácil de abordar y explicar, porque por su propia naturaleza está más allá de las palabras y conceptos, o sea, que se sitúa allende los pares de opuestos y conecta con una realidad de orden superior. Es un estado de iluminación en el que se desencadena la intuición mística y se produce una sensación de gozo interior y un sentimiento de unicidad. El raja-yogui aprende a dominar y perfeccionar los tres estados anteriormente examinados en su anhelo por acceder al *turiya,* donde surge una suspensión del pensamiento ordinario y mecánico y se da un conocimiento directo y realmente transformativo, a diferencia del conocimiento ordinario que no libera ni transforma en lo más profundo.

Las interferencias cesan, tiempo y espacio se suspenden, la mente se establece en su raíz y surge la información y las vivencias supraintelectuales que originan también un proceso de drenaje o limpieza psicomental, como si todo el fango del trasfondo de la mente se estuviera limpiando. Este proceso tiene extraordinarias consecuencias, porque uno se va desembarazando de lo que no es, pero que le ha confundido tanto e influenciado para captar, aunque sea por segundos, lo que es. Recurriendo a dos símiles, es como si la ola se percatara de que nunca ha dejado de ser parte del océano, o como si el actor que se había identificado tanto con el personaje interpretado que había dejado de ser él mismo, recobrase su propia identidad. El conocimiento intuitivo que se produce provoca otra manera de ser, vivir y vivirse.

Antahkarana

El órgano psicomental del ser humano fue examinado, observado y escudriñado por los raja-yoguis *ad infinitum*. Cabe pensar que muy pocas cosas al respecto les pasaron desapercibidas.

La sustancia mental es conocida como *chitta*. En ella todo se va imprimiendo, todas las experiencias se van acumulando. El material que se va depositando permanece activo, aunque aparentemente parezca pasivo, y tiene un gran poder sobre las conductas de la persona. Los procesos o torbellinos mentales se llaman *vrittis* y son como olas continuadas en la sustancia mental, lo que condiciona la percepción y la cognición, incluso originando un proceso denominado superposición, como el que confunde la soga con la serpiente, ya que las acumulaciones se sobreponen sobre el objeto percibido. Generan confusión, prejuicios y perturbaciones en la percepción y la cognición, determinando la acción. Mediante las técnicas del raja-yoga se trata de aprender a inhibir los *vrittis* o torbellinos de la mente y a purificarla. Patanjali insiste en el control de los torbellinos mentales y la conquista interior, que se basa en el esfuerzo continuado, el desapego y la ética correcta, los cuales quedan inhibidos por completo durante el *samadhi*.

Forman también la totalidad del órgano psicomental (*antahkarana*): el *buddhi* o juicio, el *manas* o función receptiva y el *ahamkara* o función egocéntrica.

Mediante el trabajo propuesto por el raja-yoga, el aspirante va perfeccionando al máximo su *buddhi*, teniendo un juicio más correcto y un discernimiento más claro y ecuánime; activando y sabiendo vigilar y dirigir su capacidad receptiva (que viene dada a través de los sentidos, *indriyas*) y regulando y sometiendo la función egoica para que no se descontrole y purifique.

5. Fases de la mente en su evolución y las diferentes clases

La mente tiene varias fases de evolución, como diversas estaciones a las que accede en su periplo vital. Hay cinco fases mentales: tres de ella devienen de una manera natural, pero dos son el resultado del adiestramiento psicomental y el trabajo sobre uno mismo. Las técnicas de raja-yoga tratan de conquistar esas dos fases de la mente poco frecuentes y que solo se obtienen mediante el entrenamiento.

Las tres fases mentales que vienen dadas por sí mismas en la evolución de la vida, son:

Kahipta: propia de la infancia, se caracteriza por su inestabilidad, dispersión, dificultad para fijar ideas. Es una mente muy voluble y diseminada, sobre todo en la primera infancia.

Mudha: todavía hay notable dispersión e inestabilidad, pero hay mayor fijación y orden de pensamientos e ideas, mejor coordinación mental, comportando esta fase mayor madurez que la anterior, con una consciencia menos difusa. Hay mayor atención, sobre todo del entorno y poco a poco de los propios procesos, pero persiste la volubilidad y el descontrol. Esta fase es propia de la adolescencia.

Vikshipta: corresponde esta fase al individuo adulto, porque se combinan la fijación y la dispersión mental. Hay momentos esporádicos de concentración, unificación mental o atención, pero siguen produciéndose muchos espacios de descontrol mental, dispersión e inestabilidad. La persona es más ordenada interiormente, aunque sigue muy fragmentada y tiene mayor consciencia de sus impulsos, reacciones y procesos internos, pero sin ser capaz por lo general de vivirlos de una manera equilibrada y por completo madura. Ese cajón de sastre, que es el subconsciente, ya ha acumulado infinidad de impresiones, vivencias, tendencias, hábitos y patrones. Psíquicamente, la persona se ha coagulado, se ha producido, por lo común, una detención en el proceso de evolución y se ha quedado a medio camino, como estancada en arenas movedizas. Está encadenada a creencias, clichés socioculturales, complejos y carencias muy variadas. No se ha conseguido ni mucho menos el completo y deseable autodesarrollo y la persona genera sufrimiento propio y ajeno, debido a sus ambivalencias, traumas, agujeros psíquicos, grietas del alma, condicionamientos ciegos y mecánicos del subconsciente, prejuicios y dogmas, por una ausencia de real autoconocimiento y una visión empañada que muchas veces conlleva un pensamiento desordenado y acciones poco conscientes y diestras. Si la persona no emprende un trabajo de autoconocimiento, transformación y desarrollo, no irá más allá de la tercera fase, sumida en la insatisfacción, el sentimiento de soledad, la incertidumbre y el miedo, el discernimiento oscurecido y la acción mecánica.

Ekagrata: es la consciencia unificada, la mente concentrada, capaz de mantenerse fija, acallar el griterío mental y ganar en intensidad y penetración. Se logra mediante un entrenamiento metódico y gradual, en el que desempeña un destacado papel la práctica regular de la meditación y el intento por estar más atento en la vida diaria.

Nirodha: consiste en la total inhibición de los procesos mentales, la suspensión de las modificaciones de la mente y, por lo tanto, el completo control sobre las fluctuaciones mentales, consiguiéndose la unidireccionalidad plena o plena introspección de la mente. Es un estado difícil de conseguir, pero el raja-yogui se lo propone, porque ofrece otro tipo de experiencia y la mente se torna como un espejo que refleja la realidad tal cual es, proporcionando un tipo especial de conocimiento directo e intuitivo y liberando de las latencias e impregnaciones subconscientes, o sea, que dispone de un gran poder en la mutación de la psique y reporta otro tipo insospechado de percepción y consciencia de ser. De la mente dispersa se trasciende a la mente plenamente unificada, cuyo conocimiento no es solo el conceptual, sino uno muy especial que conecta con la esencia de uno mismo y de lo fenoménico. No tiene ningún sentido alargarse sobre este singular estado de la mente, pues los conceptos no pueden definir, ni siquiera aproximarse, a lo que es supraconceptual.

Diferentes clases de mente

Por supuesto que la mente como tal es una, pero sus manifestaciones son muy diferentes y complementarias entre sí. Son:

La mente instintiva

Es aquella que entronca con lo más instintivo del individuo, ese cerebro antiguo que sigue sus propias leyes y patrones de una manera inconsciente y automática y que, de una u otra manera, comparten todos los seres. Hay códigos muy enraizados de supervivencia y autodefensa, entre otros, que también los raja-yoguis hicieron mucho por conocer y descifrar.

La mente receptora y de acción

Está conectada con los cinco órganos sensoriales (a través de los cuales percibe) y con los órganos de acción (pies, manos, excreción, etcétera, a través de los cuales actúa). El raja-yogui trata de ser más consciente al percibir y al actuar. Buda insistía en la necesidad de trasladar la atención al caminar, comer, adoptar posturas e incluso hacer las propias necesidades. Se trata de estar más atento y lúcido a lo que se percibe y a lo que se hace. Esta instrucción también ha sido muy enfatizada en el budismo Zen, como cuando el maestro dice: «Yo me diferencio de los demás en que cuando como, como, y cuando duermo, duermo, mientras que los demás cuando comen piensan en mil cosas y cuando duermen sueñan con mil cosas». También hay una historia muy significativa para todas las personas que estén en la senda de la atención plena.

He aquí que un mentor y su discípulo salen a pasear por el campo. El discípulo dice:

–Maestro, ¿me puedes instruir en la verdad?

–¿Escuchas el rumor del torrente?

–Sí.

–¿Percibes el olor de las flores?

–Sí.

–¿Sientes la brisa del aire en el rostro?

–Sí.

Y el mentor concluye:

–Entonces no tengo verdad alguna que enseñarte.

Una invitación a la atención presente que Buda recomendaba en los diversos actos de la vida diciendo:

> El discípulo actúa con plena lucidez en todo lo que hace: va y viene, mira adelante o atrás, se estira o encoge, se viste y toma la escudilla, come y bebe, mastica y saborea, hace de vientre y orina, habla o calla, sabiendo siempre con plena lucidez lo que está haciendo.

Se puede, pues, aplicar la atención en todo momento y situación, lo que nos ayuda a ser más conscientes incluso de los automatismos de los sentidos de percepción y acción, conocidos en el yoga como *indriyas*. Si uno está más atento, lo que percibimos es más intenso y nítido y lo que hacemos, más consciente y preciso. Pero, además, al estar más atento a los órganos sensoriales, tenemos más capacidad para vigilarlos y dominarlos.

La mente intelectiva y conceptual

Funciona basándose en las construcciones conceptuales y se sirve del análisis intelectual. Se apoya en los denominados pares de opuestos o dualidades, que son inevitables, pero que también terminan por limitar, estrechar la visión y asesinar la vida, etiquetándolo todo y robándole su frescura. Utiliza el pensamiento ordinario que es idea, tiempo y espacio. Está estrechamente asociado al ego y es esencial aprender a purificarlo, utilizarlo con sabiduría y ponerlo al servicio de un discernimiento claro y que permita ver las cosas cómo son y proceder, o no proceder, en consecuencia.

La mente intuitiva

Es un tipo muy especial de mente o función mental, que opera a veces de manera repentina y abrupta ofreciendo certezas que no pasan por la intelectual o puramente lógica y que está más allá, o al otro lado, del razonamiento ordinario. Brinda esos golpes de luz que no son comunes pero son de gran ayuda en cuanto a una comprensión muy profunda, en cuanto a ese ¡eureka! que aparta por unos instantes el espeso velo de la mente y nos permite ver lo que no lográbamos ver, percibir o deducir. Este tipo de mente o función mental conecta con el lado más quieto y no ideacional y nos facilita un destello de penetración e incluso comprensión transformativa. En el trabajo interior y el viaje a los adentros, estos golpes de luz son muy reconfortantes, necesarios e iluminativos.

6. Los planos de la mente

Todas las divisiones que utilizamos al indagar en la mente son una convención para tratar de esclarecer un tema tan complejo y ponerlo en palabras, por eso hay que tomarlas con todas las reservas, sabiendo que son pautas de orientación que adquieren su verdadero valor y consistencia cuando uno llega a las experiencias por sí mismo.

A falta de otra terminología nos servimos, también con todas las reservas, de la siguiente clasificando los planos de la mente en subconsciente, consciente y supraconsciente. Asimismo, se puede hablar de un plano preconsciente o intermedio entre el subconsciente y el consciente, pero es innecesario para el entendimiento que queremos aportar al lector.

Subconsciente

Se han utilizado numerosos símiles para que nos hagamos a la idea de lo que es y representa el subconsciente o esa recámara de la mente. Se le ha comparado con una esponja que todo lo absorbe o con un iceberg: una parte de superficie (la consciencia) y nueve sumergidas (el inconsciente). A mí me gusta referirme a él como un trastero oscuro y lleno de desordenados cachivaches. En suma, es la trastienda de la mente donde todo se ha ido alojando, como impresiones o huellas, pero que no está muerto, sino bien vivo y que, con sus hilos invisibles, condiciona los diversos comportamientos de las personas y es el lugar de donde emergen las más variadas, insospechadas, vigorosas y condicionantes tendencias. En el subconsciente, a su vez condicionado por el inconsciente colectivo, hay toda clase de huellas, tanto raciales como instintivas, psicológicas, socioculturales, personales y de todo orden. Si lo que ahí reside se pudiera alinear, daría varias veces la vuelta al globo terráqueo. Allí radica todo lo instintivo, para bien y para mal, los impulsos y automatismos psicosomáticos, las latencias subliminales que los raja-yoguis denominaron *samskaras* y *vasanas*, y que se nos imponen de tal manera que nos roban la libertad y en muchos sentidos nos convierten en máquinas, anclándonos a nuestro yo automático.

Desde que la persona nace, su mente va acumulando no solo lo que pueda venir de atrás (códigos prehumanos y humanos, evolutivos) sino lo que en su trastienda va quedando desde que nace y empieza a recibir todo tipo de impactos, patrones y adoctrinamientos del exterior. Las acumulaciones nos condicionan en extremo y son como un vaho que empaña el espejo de la consciencia y deforma lo que refleja o impide verlo.

En el subconsciente se conforman y enraízan los *samskaras*, o sea, los condicionamientos inconscientes o latencias subliminales, que generan mucha reactividad, ya que a su vez realimentan esos condicionamientos, los cuales se imponen a la persona en todo tipo de comportamientos.

EL *samskara*, para entendernos, es como una energía que, si no se agota y se reactiva, cada vez se vuelve más condicionante, ya sea un *samskara* de ira, apego, odio, celos, o el que fuere. ¿Cómo se realimenta o reactiva? Reaccionando. Es como el clavo que se está saliendo y lo vuelves a clavar: cada vez que reaccionamos a un *samskara*, lo intensificamos. Si es nocivo, estamos intensificando esa negatividad, pero si logramos mantener la atención ecuánime o la ecuanimidad latente, se debilita, y es como una espina que termina de salir y se diluye, o como, poniendo otro ejemplo, cuando no queda cera en la vela y la llama se extingue. Hay que evitar la reactividad. Si te insultan una vez y tu sigues con eso en la mente cien veces, son cien veces las que revives el insulto, que deja cien muescas en lugar de una. Hay también un gran secreto en aprender a relativizar y dejar pasar. Si te lanzan un cuchillo y lo esquivas, pierde fuerza y cae al suelo. Se ha utilizado el símil de las bolas de billar. Una da a la otra y la lanza contra otra, pero al final pierden su impulso. Con la práctica de la atención, la ecuanimidad y una actitud de no-reactividad, el *samskara* se debilita, ya sea la ira, el odio, la envidia o cualquier otra tendencia negativa, pero si cuando el fuego se está extinguiendo le arrojas leña, lo reavivas. Constantemente acumulamos *samskaras* o huellas subliminales, pero podemos evitar que se refuercen con la ecuanimidad. Dicho de una manera menos técnica, toda tendencia se puede debilitar y hasta modificar. Si uno se va desprendiendo de las tendencias nocivas, será más libre y se sentirá mejor, además de poder cooperar mejor con las necesidades ajenas.

Un ejercicio muy interesante para la vida diaria es mirar con atención sin reaccionar desmesuradamente, sobre todo a lo pernicioso. Mirar hacia fuera y hacia dentro, y aplicar la actitud de ecuanimidad tanto a las influencias del exterior como del interior o de la propia psique. Que nadie crea que la ecuanimidad o el equilibrio mental o ánimo estable y más constante es falta de interés o intensidad; en absoluto. La ecuanimidad es una actitud de equilibrio y sosiego, también de firmeza, ante las dualidades de la existencia y las vicisitudes.

¿Se puede, digámoslo así, reacondicionar el subconsciente, es decir, por ejemplo, suplir una tendencia de ira por una de calma, un impulso de apego por uno de desapego, una inclinación de disgusto por una de indiferencia? Sin duda, pero eso requiere poner en marcha con asiduidad toda la estrategia de la que se sirve el raja-yoga. Por un lado, purificamos el subconsciente y modificamos sus tendencias y, por otro, entrenamos y elevamos la consciencia: o el brioso corcel cabalga sobre nosotros, o nosotros cabalgamos sobre él.

Es posible, no lo dudes, resolver infinidad de conflictos que anidan en el inconsciente y cuyas energías desperdiciamos y malgastamos. Toda ambivalencia o contradicción, sobre todo si pasan por debajo del umbral de la consciencia, consumen inútilmente la energía, además de alterar y crear estados de abatimiento o ansiedad. Mediante la concentración y la meditación, la atención vigilante, la autoobservación y otros procedimientos, la consciencia se va desligando de las ataduras del inconsciente y va siendo más libre

Como los hilos que condicionan y dirigen una marioneta, así nos pasa con los *samskaras* o latencias del inconsciente, esos impulsos subliminales que dirigen nuestra vida interior y, en cierto modo, también la exterior. Para ganar libertad interior, se trata entonces de agotar el impulso de los *samskaras* nocivos y otros tan condicionantes como el apego y la aversión, nacidos de la ofuscación o la ignorancia básica de la mente. Es cuando la mente se establece en su naturaleza sátvica o pura o se accede a la no-mente, o mente más allá de las ideaciones, cuando los *samskaras* pierden fuerza y la persona encuentra un estado de mayor equilibro y sosiego, además de una manera de percibir más fecunda y transformativa. La experiencia de la no-mente o mente más allá de la mente conceptual y discursiva la han conocido de primera mano los místicos de las más distintas tradiciones.

El subconsciente es como una superficie de harina, donde quedan impresas innumerables huellas (*samskaras*), hay que evitar las que son nocivas o destructivas para no seguir realimentando su naturaleza, impidiendo que generen hábitos espiritualmente perniciosos y que condicionen las distintas conductas humanas.

En los periodos de mente sátvica o de no-mente, los *samskaras* afloran y se diluyen, porque no están reimpulsados por deseos, aborrecimientos, miedos, impulsos egocéntricos o ideas. No es fácil entender este proceso, por eso se recurre al símil de que cuando las aguas turbias de un lago se apaciguan, se tornan claras, todo lo contrario a si se están moviendo.

Da igual cómo traduzcamos el término *samskara*, si por impresión inconsciente o subliminal, latencia, reacción, residuo de memoria o huella. El caso es que, para una verdadera mutación psíquica y de gran alcance, se requiere el debilitamiento de muchos *samskaras* y la eliminación de otros, lo que quiere decir modificar las reacciones *samskáricas* en el cajón de esas memorias o acumulaciones que condicionan los comportamientos psicomentales. No olvidemos que son parte de nuestras grandes ataduras, esos férreos y ladinos condicionamientos que nos limitan y dirigen, buena parte de ellos como impulsos de apego y odio y que con nuestras reacciones realimentamos. Ya que no podemos liberarnos por completo de los *samskaras*, salvo que llevemos una vida monacal en la soledad de un bosque o jungla, sí podemos, por lo menos, debilitar hasta donde sea posible los perniciosos, neuróticos y que tanto nos limitan.

Actitudes como la atención consciente, el sosiego, la ecuanimidad o no reactividad y otras son necesarias para conseguirlo y, por lo tanto, ser infinitamente más libres. Al resolver los negativos y agotar su energía o impulso, sin reprimir y a la luz de la consciencia, uno también modifica sus reacciones, impulsos, hábitos y patrones, y no es lo mismo el *samskara* del sosiego que el de la inquietud, el amor que el del odio. Los negativos tratan una y otra vez de imponerse, pues se resisten a desvanecerse y buena parte del trabajo interior está en evitar verse aprisionados por ellos. No es fácil, puesto que el *samskara* surge como un impulso que se convierte en sensación o en pensamiento, se realimenta y condiciona las actitudes. Con la autovigilancia, la atención y la ecuanimidad, se quiebra ese viciado circuito de servidumbre. Cuando uno está atento hacia sí mismo, se percata de que a veces se produce una especie de confrontación, por así decirlo, entre la mente vieja y sus *samskaras* y la mente nueva. La ladina mente vieja trata de imponerse a toda costa, y uno comprueba, a veces desde la impotencia, que los hábitos nocivos desplazan a los constructivos, o bien los esquemas mentales de antaño, nada favorables, obstruyen el desarrollo de pensamientos constructivos y de la lucidez mental.

Si el practicante está atento y fortalece su voluntad, estará mejor preparado para evacuar pensamientos y hábitos negativos de la mente y suplirlos por los positivos. Aunque dudo de que esto se pueda conseguir sin una constante práctica de meditación y sin la estrategia para la transformación, ya que la voluntad es necesaria, pero no resulta suficiente. Por eso, hay que tener en cuenta que una cosa es querer algunos beneficios que pueden aportar las enseñanzas y técnicas de autodesarrollo, aunque no se practiquen muy intensamente; sin embargo, otra es desear producir un real cambio interior, anulando los modelos reactivos y mejorando la capacidad de la cognición y la percepción, liberándolas de los hábitos nocivos y repetitivos, que se perpetúan, y de la ignorancia básica que genera la mente y que recuerda a la tela que teje la misma araña y que luego se transforma en su prisión.

No se trata de hacer tabla rasa con la propia psique, lo que por otro lado está por ver si es realmente posible aun en los casos más extremos, pero sí de cambiar modelos psicomentales que generan necedad y sufrimiento. Hay que ir conquistando una consciencia purificada y muy intensa, que sepa no dejarse empañar, ni limitar por los viejos hábitos negativos que encuentran su alimento en los impulsos subliminales y en las desordenadas acumulaciones. Como me dijo un mentor: «Si miras y reaccionas, no estás mirando, sino siendo víctima de tus impresiones inconscientes. Crees que miras, pero son ellas las que miran».

Uno de nuestros mayores obstáculos en la senda de la autorrealización es la mecanicidad, que es, sin duda, la gran aliada para reforzar los *samskaras*. Ellos tienen un comportamiento maquinal y ciego, pero que procura una idea o sentimiento de no-esfuerzo, que se convierte al final en la aparente miel que solo es hiel. Hay quien añade cadenas a sus cadenas en lugar de empezar a liberarse de ellas.

El tema de los *samskaras* daría para todo un libro, pues ellos son también los que configuran y robustecen el ego y, por lo tanto, la imagen, y lo que es aún peor: la autoimagen. Sin embargo, recurro aquí a una semejanza: las nubes, a veces claras o a veces oscuras, pasan por el firmamento, pero el cielo no se inmuta. La consciencia purificada y desarrollada es como ese cielo imperturbable; o como dijo un raja-yogui: «Vienen los vientos del este; vienen los vientos del oeste, pero yo permanezco sin inmutarme en mí mismo».

Consciente

La consciencia es una preciosa función de la mente que nos permite darnos cuenta, percibir y percibirnos. Cuando estamos en vigilia estamos relativamente conscientes; y digo relativamente porque la consciencia no está totalmente despierta y más bien habría que hablar de un estado de semiconsciencia o consciencia embotada, donde la cognición y la percepción también operan por debajo de sus capacidades, al igual que el discernimiento. Por la mañana, al despertar no despertamos por completo, pues de alguna manera seguimos inmersos en la somnolencia y la consciencia está en un estado crepuscular, abotargada y muy lejos de sus posibilidades. Al despertar, cesan las imágenes oníricas o los sueños, pero siguen otras muchas incontroladas imágenes, el caos mental, la ofuscación y el desorden. Es un despertar a medias, pero no un verdadero despertar, si bien la consciencia es como un diamante en bruto que la persona, si se lo propone y usa los medios para ello, puede despertar. Uno de los grandes propósitos, entre otros, del raja-yogui es hacerse más consciente. Si eres más consciente, eres más intenso, pleno, alerta, ecuánime, receptivo, lúcido y compasivo. La consciencia es como un foco que enfoca hacia fuera y hacia dentro, o sea, que nos permite darnos cuenta de lo que sucede fuera y de lo que ocurre dentro, y más aún: aprender a captar las reacciones que desencadenan las influencias o los impactos provenientes del exterior.

El trabajo sobre la consciencia consiste en hacerse más consciente y para ello se aprovecha toda ocasión que nos auxilie en este sentido. Acariciar conscientemente, respirar o lavar los cacharros conscientemente, degustar la comida con consciencia o hablar y escuchar conscientemente. Se aprende a estar consciente estándolo, pero cuesta esfuerzo y perseverancia, porque es más fácil hacerlo todo mecánicamente: pensar, hablar, hacer, amar u odiar. En esa facilidad nos dejamos atrapar cada día y quedamos inmóviles en nuestro yo robótico, con lo que cada día somos más maquinales y menos conscientes.

Podemos acceder de algún modo al inconsciente, o por lo menos al preconsciente, con la poderosa luz de la consciencia, ya que el consciente puede acrecentarse e intensificarse, logrando que los hechos adquieran mayor viveza, para contemplarlos o vivirlos desde una mayor ecuanimidad. Intensidad y sosiego. El viaje de la mente inconsciente a la mente supraconsciente pasa por diferentes etapas, vivencias y enriquecedoras experiencias, pero es un desplazamiento de la consciencia semidormida o crepuscular a una consciencia despierta. Tanto en Oriente como en Occidente no son pocas las personas que han llevado a cabo esta travesía, que afortunadamente es menos dificultosa, porque tenemos cuadernos de bitácora para realizarla.

Supraconsciente

Se trata de un estado superior de la consciencia o una dimensión de consciencia mucho más elevada a la común y que, por lo tanto, no es habitual, sino inusual y que en general se consigue tras un disciplinado entrenamiento para sobrepasar la consciencia ordinaria. Unos la llaman supraconsciencia y otros mente supramundana, pero con las dos formas se da a entender que es un plano de consciencia muy elevado, que se rige por unas leyes y parámetros muy distintos a los comunes. Un tipo de percepción y cognición de orden superior, por decirlo de alguna manera, que logra un modo muy distinto de vivir e incluso de afrontar la propia muerte, puesto que cabe deducir que, en la supraconsciencia, dominan una aceptación consciente, la serenidad y una inconmovible ecuanimidad.

Desde la supraconsciencia hay una libertad e independencia infinitamente mayores del subconsciente y un modo muy distinto también de poder dominar y encauzar la consciencia. Sea como sea, muchas técnicas del raja-yoga buscan sobrepasar la consciencia ordinaria y despertar ese tipo especial de consciencia. Por ejemplo, la consciencia altamente unificada e intensificada, que se denomina en el yoga *ekagrata*, ya anuncia otro tipo de consciencia, del mismo modo que la clase denominada *samapatti* ya no es ni mucho menos la consciencia habitual.

Todo lo que se pueda decir sobre la supraconsciencia o modos de consciencia superiores es solo orientativo, puesto que son dimensiones de consciencia solo entendibles y aprovechables cuando se conquistan, pero sí es necesario enfatizar que muchas técnicas del raja-yoga han pretendido desde hace milenios conseguir esos planos de consciencia que son los verdaderamente transformadores, purificantes y liberadores de la ignorancia básica de la mente. Unas técnicas bien conocidas por Buda, por Mahavira y otros grandes maestros y sabios. No entraremos ahora a discutir sobre hasta qué punto los aforismos de Patanjali, que a menudo se han tomado como la columna vertebral del raja-yoga, aunque no es ni mucho menos así, son patrimonio directo de la corriente del yoga o de las enseñanzas de Buda. Lo cierto es que hay muchas similitudes entre los *Yoga Sutras* y el *Noble Óctuple Sendero* budista y que el río de la sabiduría perenne no ha dejado de enriquecerse desde la noche de los tiempos, recogiendo las más valiosas enseñanzas y métodos para la liberación de la mente. Esa sabiduría perenne siempre ha hecho referencia, de uno u otro modo, a un plano especial de la mente que permite comprender lo que la ordinaria no puede, y ello ha sido así no solo en Oriente sino también en Occidente.

El trabajo de purificación del subconsciente y el desarrollo de la consciencia, así como la aplicación de las técnicas, se van aproximando a la supraconsciencia o mente supramundana, que no se mueve por los parámetros ordinarios de la mente mundana, sino que conecta con otro tipo de percepción, de cognición, de lógica y de entendimiento, donde se mira más allá de las apariencias o del barniz de las cosas. Se obtiene otra manera de entender y sentir y, por lo tanto, otra actitud ante la vida y los acontecimientos.

7. La no-mente y la percepción del ser

Imaginemos que vivimos en una mansión en la que disponemos de numerosas estancias, pero que siempre estamos en dos de ellas e ignoramos las otras. Es un buen ejemplo para explicar que la mente tiene lados que no conocemos, porque no los hemos explorado; unas estancias que son inexploradas y en las que se puede hallar otro tipo de comprensión, de ser y estar, de vivencia íntima e incluso de respuestas veladas a la mente ordinaria, o que, siguiendo con el símil, no se pueden ver en las estancias de la mente común. Esa mente a la que nos estamos refiriendo o esos lados de la mente poco habituales son tan distintos a la mente común o la mente ideacional que incluso se les puede denominar no-mente (*unmani*). Para una gran mayoría de personas no existe, porque están solo en las estancias habituales de la mente, pero esa no-mente es tan real o más que la mente ideacional y, a menudo, caótica. Me gusta decirles a mis alumnos: «Pienso luego existo, pero cuando no pienso existe mucho más, porque al no ser arrastrado por los pensamientos, y por lo tanto arrebatado por el ego, se obtiene otra manera diferente de sentir o ser».

En la mente quieta o no-mente, como queramos denominarla, quedan suspendidas las ideaciones, ya sea total o parcialmente, y por lo tanto cesa el recuerdo y la anticipación, se detiene la actividad egoica, no hay pensamiento ordinario y no hay tiempo ni espacio, sino una vivencia de calma tan honda e intensa que no puede describirse con palabras, pero que todo meditador asiduo ha experimentado aunque sea unas milésimas de segundo y que todo místico ha saboreado. No es de extrañar que unos instantes de esa inefable experiencia valgan más que meses de reflexión o discernimiento común. Sin embargo, desde la no-mente se discierne mejor y se entienden realidades que no se comprendían, pese a que ese estado de no-mente no es ni mucho menos como el sueño profundo sin ensueños o estar bajo anestesia. Ese estado se experimenta en forma muy beneficiosa, aunque la experiencia no sea básicamente egocéntrica. No obstante, me niego a caer en la tentación de querer explicar lo inexplicable.

> Cuando un discípulo le preguntó a su maestro:
> –¿Hago bien en no tener ideas?
> El mentor repuso:
> –Allá tú si quieres seguir con esa idea de las no ideas. En el momento en que piensas que no piensas ya estás pensando. Por eso la experiencia es para ser vivida y aprovechada, ya que en esos momentos se trasciende la experiencia egocéntrica de un yo.

Aquí va bien esa otra historia de que cuando un discípulo le preguntó al preceptor:

> –Maestro, ¿cómo puedo encontrar mi yo?
> El preceptor respondió con otra pregunta:
> –¿Y para qué quieres un yo?

A lo largo de la historia del yoga, y de no pocas técnicas de autorrealización, ha sido una constante el empeño por hallar métodos para acceder a la no-mente que incluso no es privativa del individuo, en cuanto a que podríamos decir que es personal y transpersonal, o sea, que es mía y no es mía.

Todas estas disquisiciones nunca surgen desde la no-mente sino desde la mente pensante, que es muchas veces como el perro que encuentra en un descampado un hueso calcinado y, al morderlo, una de sus esquirlas le daña la encía y le hace sangrar. El perro cree entonces que le está sacando sustancia al hueso, ignorante de que se está comiendo su propia sangre. Así es la mente, da vueltas sin cesar y sus imparable idas y vueltas crean confusión, ansiedad e insatisfacción.

En la no-mente se modifican totalmente las funciones mentales. Se es pero de otra manera; se siente pero de otra forma. Cuando es posible reprimir los torbellinos mentales y se cumple la instrucción de Patanjali conocida como «*citta vritti niroda*», se revela una experiencia no captable a través de la mente ordinaria y considerada de alto valor transformativo y liberador para los raja-yoguis.

A través de la incontrovertible quietud e inmovilidad de la mente es como se puede obtener una hasta entonces insospechada experiencia de ser (o de no-ser). Al quedar inhibidos los pensamientos, aunque sea durante unos segundos, surge una sensación de inefable sosiego y de libertad con respecto a las ataduras de la mente ordinaria. Pero no podemos hablar de lo que no estamos capacitados para hablar pues, al igual que los ojos no se ven a sí mismos, con meras palabras no podemos ir más allá de estas. En ciertos tramos muy avanzados de la senda espiritual, la mente tiene que apartarse para que aflore la no-mente. Le pregunté a un maestro: «¿Y para qué sirve en ese tramo elevado la mente?». Y me dijo con contundencia ecuánime: «Para suicidarse», dándome a entender que la mente ordinaria, que es una tirana apoyada por otro tirano, el ego, tiene que dejar paso a un tipo superior de entendimiento que solo brota en el limpio espacio de la no-mente. Al fin y al cabo, el raja-yoga, que es mucho más que las enseñanzas de los aforismos de Patanjali, con ser estos muy importantes, nos aporta un gran cuerpo de enseñanzas y métodos para trascenderse a uno mismo y conectar con lo Incondicionado. Las técnicas importantes para colarse por el ojo de buey hacia la no-mente no se ofrecen en los aforismos, en los que se puede encontrar, como en el *Óctuple Noble Sendero* del Buda, el mapa que recoge la triple disciplina: la ética, la mental o de concentración y la sabiduría, tan necesarias en todo entrenamiento psicoespiritual. Cabe suponer que parte de la descomunal y alta sabiduría del raja-yoga se ha perdido a lo largo de milenios, así como la del budismo, que tuvo que soportar la ferocidad de los musulmanes y la turbadora intromisión de los hindúes.

En mi novela espiritual *El Faquir* utilizo el término *Nirmana Kala*, que traduzco como la Mansión del Silencio pero que es mucho más que una figura poética; es una contundente realidad y hace referencia a ese estado de no-mente en la propia mente humana y seguramente mucho más manifiesta en los animales, que por eso conectan mejor con el instante presente y están en apertura.

Todos sabemos lo que surge de la mente pensante: algunas cosas sin duda buenas y muchas realmente malas, a pesar de que el enfermizo narcisismo del ser humano le hace creerse muy especial y por encima de todo.

Cuando el espacio irreductible de la no-mente deja de ser aparentemente limitado, y sobre todo velado por corrupciones, recobra su infinitud, por decirlo de alguna manera: uno, siga o no siga un culto determinado, tenga o no unas u otras creencias, deja de ser el que creía ser y cambia al que está más allá de las ideaciones o espejismos.

Como lo aparente y lo cotidiano se viven en la mente, que es un teatro de luces y sombras, hay que apuntar a la mente para producir la alquimia necesaria que nos permita dar un salto lejos de sus grilletes. Es cierto que esto interesa a muy pocos, en tanto que otros ni se lo plantean por total desconocimiento.

Por decirlo de una manera que resulte más comprensible: es como si hubiera una rendija u ojo de buey entre la mente y la no-mente. Es necesario aprender a pasar de la mente racional o conceptual, lógica y basada en los pares de opuestos, a la no-mente o mente libre de ideaciones y que está al otro lado de la mente ordinaria, o en su origen, en la raíz del pensamiento. Aunque toda terminología resulta insuficiente, podríamos denominar a la mente conceptual como la pequeña mente y a la no-mente como la mente grande. Una tiene sus funciones y la otra, las suyas. No se puede vivir en la vida cotidiana sin mente, pero es una pena vivir sin conectar con la no-mente.

A través de determinadas técnicas y de una bien adiestrada introspección, la persona aprende a tener destellos de la no-mente. Para ello tiene que haber una inhibición o supresión de las ideaciones, para ir consiguiendo un estado mental conocido como *samapati*, mediante el cual, sobre todo si se repite, se va logrando una manera diferente de percibir, conocer y ser. Muchas técnicas del raja-yoga, así como de la genuina enseñanza de Buda y de otros sistemas liberadores, ofrecen orientaciones y métodos concretos para ir cultivando la unidireccionalidad mental (*ekagrata*) y el *samapati*, a fin de ir así acercándose al *samadhi* o estado supremo de la consciencia. Se acompaña este aprendizaje con la inhibición de las ideaciones, la disciplina ética o virtud que sirve de apoyo, y con el metódico cultivo de la atención y el ensanchamiento de la consciencia para obtener un entendimiento más puro y esclarecedor, o sea, la sabiduría.

Ser es un término de conveniencia y lo mismo podemos decir del no ser o, como en mi relato *El Faquir*, vacío primordial. Es una experiencia transformativa que viene dada en la medida en que la mente se interioriza y las ideaciones se aquietan. Esa experiencia de ser o de no ser, esa percepción profunda de la realidad interna o naturaleza real, es no solo deleitosa, sino transformativa y otorgadora de gran ecuanimidad. Los dos maestros principales de Buda eran expertos en esos estados de absorción o puro ensimismamiento y le mostraron generosamente sus técnicas de abstracción.

Si consideramos que el objetivo último del raja-yoga, como de otras modalidades yóguicas, es el *samadhi*, que permite eliminar todos los velos y trabas de la mente y ver lo que no vemos, se trata de poner a nuestro alcance métodos que nos ayuden de manera práctica y cierta a dar el salto de la mente condicionada a la incondicionada, lo que exige una mutación psíquica y un cambio de la función cognitiva, que se traduce en una nueva manera de ser.

8. La triple disciplina y la autovigilancia

En todas las técnicas orientales de autorrealización se pone el énfasis en la que, en el budismo, se llama triple disciplina o triple entrenamiento, que es realmente imprescindible para que haya una evolución consciente y se produzca el anhelado autodesarrollo. Esta triple disciplina o triple entrenamiento se complementa con la triple autovigilancia u observación de sí para ir sabiendo qué afirmar en uno como provechoso y qué eliminar.

La triple disciplina o triple entrenamiento implica la ética, la mental y la del cultivo y despliegue de la sabiduría.

La ética

Todos los grandes maestros y sabios han insistido en la necesidad de cultivar la ética genuina, hasta tal punto que nos han dicho que sin esta no puede haber un real avance interior y que el entrenamiento mental y el desarrollo de la sabiduría deben encontrar fundamento en el cultivo de la verdadera ética, que nace de la lucidez mental, porque en la medida en que la mente se libera de corrupciones y obstáculos, se percata de lo necesaria y hasta imprescindible que es mantener la virtud.

Virtud, concentración y sabiduría son tres diamantes que no hay que dejar de pulir. Muchas personas se dedican al entrenamiento mental o meditación, pero dan la espalda a la virtud. En tal caso, se puede adquirir una mente muy poderosa pero que se utiliza para lo pernicioso y no para lo beneficioso. ¿Qué le falta a la notable capacidad de concentración de un verdugo, un kamikaze, un ladrón o un explotador? La virtud, o sea, la ética genuina que le permita poner en marcha su lado caritativo y no el perverso y egoísta.

La virtud o ética genuina no cambia ni con las épocas ni con los gobiernos ni con las costumbres. Es una y siempre la misma y se basa en que, de la misma forma en que uno quiere que le beneficien, debe beneficiar a los demás y, del mismo modo que no quiere sufrir, no debe infligir sufrimientos a los otros seres sintientes.

Hay que tratar de ser ético en palabras y actos. El control de la palabra es esencial y aquí no hay nada mejor que seguir las instrucciones de Buda:

> Evita chismear… Trata siempre de reconciliar a los que no estén de acuerdo y de fomentar la armonía de los que ya lo están. Complace a la concordia, goza y disfruta con ella, y todas tus palabras deben tender a fomentarla. También, evita decir groserías. Sus palabras son suaves, agradables, afables, cordiales y atentas. Su modo de hablar agrada y complace a la gente.

La virtud o ética genuina se inspira en la no-violencia. No es solo evitar la violencia física, sino también de palabra y pensamiento. Hay muchas formas de violencia sutil y son peores, desde las miradas agresivas a los gestos desabridos, y también entrañan mucha violencia las intenciones innobles o la maledicencia.

Con solo la ética genuina o virtud no se alcanza la liberación, pero es necesaria como base o soporte para purificar la mente y conseguirla; tanto es así que la misma concentración sin purificación y virtud no conduce tampoco a la liberación. Virtud y meditación posibilitan el entendimiento correcto y hacen eclosionar la energía de la sabiduría liberadora. Esta energía, por un lado, elimina las corrupciones de la mente y, por otro, ofrece un tipo muy especial de cognición.

La mental

Como hemos explicado hasta aquí: incumbe a la mente y las emociones y se trata de adiestrarse para que, hasta donde sea posible, puedan ser regidas. No es nada fácil gobernar los pensamientos y las emociones, pero por eso el raja-yoga dispone de una gran cantidad de técnicas, de una farmacia de válidas y eficientes herramientas para conocer, estabilizar, purificar y dirigir la mente y las emociones.

La del cultivo y el despliegue de la sabiduría

La sabiduría o entendimiento correcto surge cuando la mente elimina sus velos e impedimentos, que son muy variados. Para ello, es necesario un entrenamiento adecuado, como la asidua práctica de la meditación y el cultivo de la atención, además de la purificación de discernimiento y todo lo que desencadena la intuición de orden superior, capaz de percibir nítidamente el trasfondo de la realidad aparente.

En las actividades diarias, uno puede, en cualquier lugar o circunstancia, aplicar la autovigilancia, que se extiende a la mente, la palabra y los actos, y que nos enseña a descubrir y superar nuestros autoengaños, evitar reacciones desmesuradas o anómalas, descubrir y debilitar los comportamientos egocéntricos, activar y purificar el discernimiento y dejar de estar estancado en un yo-automático para poder experimentar una forma de ser más consciente.

Uno aprende mediante la firme autovigilancia a no dejarse ofuscar por los procesos psicomentales y a poder separarse de ellos y observarlos con más ecuanimidad. La energía del observador va logrando no implicarse ciega y mecánicamente con aquello que pasa por la mente y el sistema emocional. Por lo tanto, el que lleva a cabo esta práctica no deja de descifrarse y de aprender sobre sí mismo, pero además consigue estar más sereno a pesar del flujo de pensamientos, emociones y estados de ánimo y, por supuesto, de las influencias provenientes del exterior y de las vicisitudes existenciales.

La mente es el fundamento de todo, pero la consciencia es el fundamento de la mente, pues tiene la capacidad de percibir los procesos mentales. Los pensamientos vienen y parten, pero la consciencia de ellos permanece y, aun así, también surge y se desvanece a cada instante. Uno puede llegar a percibir cómo vienen los pensamientos, cómo parten, pero uno se sitúa más allá del pensamiento. Puede uno también situarse más allá de la consciencia y ser consciente de que es consciente, pero empecemos por contentarnos con ser conscientes de los procesos mentales.

Desde su atalaya, uno puede ver la dinámica de sus pensamientos y no dejarse atrapar tanto por ellos pero, sobre todo, afirmar, fortalecer y desplegar los pensamientos provechosos y debilitar los improductivos y nocivos.

Hemos vuelto a la mente, pues siempre está de por medio, pero es que la sabiduría se manifiesta en el escenario mental, aunque esté más allá de la mente y aunque se manifieste como personal, es transpersonal. Ver las cosas como son, ¿cómo puede hacerse sin una mente desprejuiciada, nítida, clara y dominada?

En una ocasión le pregunté a un mentor si la sabiduría siempre transforma. Me repuso con contundencia: «¿Cómo podría ser de otra forma? ¡De no hacerlo, no sería sabiduría!». El conocimiento se acumula, pero la sabiduría destella. Por eso el conocimiento es gradual, pero la sabiduría es un ¡eureka! transformativo. Con el conocimiento enredas, pero con la sabiduría penetras. Hay millones de personas con conocimientos, pero ni ellas cambian ni el mundo tampoco. No es deseable millones de estrellas apagadas, al contrario, aunque sea solo una encendida. Hay un adagio que dice: «Vaso lleno no suena». Una mente atiborrada de datos es una enciclopedia o una biblioteca, pero no es necesariamente sabiduría.

9. Los tres caminos complementarios del *raja-yoga*

El raja-yoga es una modalidad de yoga tan rica, eficiente y completa que subsume y alimenta otros caminos que puedan cooperar en la autorrealización y la conquista del núcleo ontológico de las personas.

Los tres caminos más importantes, aunque hay otros, son el *gnana-marga*, el *karma-marga* y el *bhakti-marga*, notablemente antiguos.

Gnana-marga

El *gnana-marga* es el camino o yoga del discernimiento, o sea, de aprender a purificar y utilizar la capacidad discriminativa. El discernimiento es una valiosísima función de la mente que nos permite ver y distinguir, mirar con lucidez y saber diferenciar, para así poder llevar a cabo la acción con más destreza y sabiduría. No es solo pensar ni mucho menos elucubrar, sino ver. Si la percepción es más clara e intensa y la cognición más pura y correcta, lo que se vea lo hará con más lucidez y sabiduría y no se dejará uno confundir tanto por las brumas del apego, el odio, la ofuscación y otras tendencias insanas. Mediante un adecuado y sagaz discernimiento se presenta lo que es como es, y no como deseamos, tememos, o nos han dicho que es. Por eso el discernimiento revela y, cuando es puro, es más penetrante y esclarecedor.

El discernimiento es aplicable a la vida diaria o al ámbito espiritual o del autodesarrollo. También en la vida diaria es muy recomendable, porque nos inclina a la acción más adecuada y correcta. Sin embargo, el discernimiento o entendimiento al que hace referencia el *gnana-marga* es el espiritual, o sea, el que necesitamos para prosperar en nuestro viaje a los adentros y nuestra evolución consciente. Este es como una luz para disipar las sombras, o como una afilada daga para rasgar la oscuridad y para que surja la luz de la comprensión profunda. A través de este discernimiento, al que hay que purificar y entrenar, se va aprendiendo a distinguir entre lo esencial y lo accesorio, lo importante y lo banal, lo que ayuda en el autodesarrollo y lo que lo perjudica, lo correcto en el proceder y lo incorrecto, las tendencias sanas y las insanas, la acción correcta y la incorrecta.

En la *Amrita-Bindu Upanishad* podemos leer:

Se dice que la mente puede ser de dos formas: pura e impura. La impura está llena de deseos y volición y la pura, carente de apego. La mente es la única causante de la esclavitud o de la liberación de los seres humanos. El apego a los objetos conduce a la esclavitud; el desapego de los objetos conduce a la emancipación. Para liberar la mente es preciso no apegarse a los objetos; quien aspira a la libertad debe procurar siempre hacer que su mente no permanezca sujeta a los objetos. Cuando la mente que mora en el corazón, libre de dependencia de los objetos, se vuelve no existente, ese es el estado supremo. Debe observarse siempre, hasta que la mente que mora en el corazón llegue a disolverse. Eso es la sabiduría, eso es la meditación. El resto tan solo son meras especulaciones.

Mediante el discernimiento, el practicante puede diferenciar entre los pensamientos y acciones beneficiosos y los perjudiciales, y así poner el énfasis en los primeros y debilitar los segundos. Esta es una labor compleja, porque muchas veces no solo falla nuestra vigilancia, sino también nuestra determinación o voluntad. Es una contienda contra la desatención o la negligencia y la ofuscación, y una vez más hay que estar en el intento de conseguirlo, aunque a veces uno fracase. Y volviendo al complicado tema de los *samskaras*, de la misma manera que hay latencias subconscientes negativas, las hay positivas y ambas debemos cultivarlas. El *samskara* va creando el hábito psíquico o respuesta psicomental repetitiva, y por eso es esencial el cultivo metódico de las respuestas ecuánimes sanas, idóneas. Tienen que aliarse la atención y el firme propósito y, de este modo, poco a poco se afirman las respuestas que integran y favorecen psíquicamente.

Karma-marga

El camino de la acción consciente, lúcida, menos egocéntrica y más cooperante es el *karma-marga*. *Karma* es acción, pero acción intencionada y volitiva. Es la ley de causa y efecto y de la retribución. A cada acción corresponde una reacción y a cada causa, un efecto. Pones una condición aquí y en algún lugar surge. Podríamos sintetizar el camino del *karma* o *karma-yoga*, en los siguientes principios, considerando que la acción es inevitable, porque incluso no optar es un tipo de acción:

- Haz lo mejor que puedas en todo momento y circunstancia.
- Que la acción sea más altruista, noble, cooperante y desinteresada.
- Obra por amor a la obra y no solo por los resultados.
- Valora el proceso y no solo la meta.
- Aprende a no dejarte ligar por los frutos de la obra, pues si haces lo mejor que puedas y los resultados han de llegar, lo harán por añadidura, pero hay variables incontroladas que los pueden frustrar. Haz como si no hicieras, dicen los taoístas, o sea, sin dejarte encadenar por los resultados de la acción. Por poner un ejemplo: el agricultor elige el mejor terreno y la mejor época del año para plantar, así como la mejor simiente y el mejor abono. Disciplinadamente, riega la huerta cada día, con todo esmero, pero de él no depende si puede haber una granizada o una helada.
- Cada momento cuenta. Vívelo con consciencia y desprendimiento.
- Somos responsables de las consecuencias de nuestros actos.
- Aprende a conciliar tus propios intereses con los de las otras criaturas.
- Respeta profundamente a todos los seres sintientes.
- Practica la benevolencia y la indulgencia.
- Valora cualquier trabajo o función que lleves a cabo; todas las que no hagan daño a los demás, son igualmente dignas e importantes.

Hay una historia reveladora:

A un monasterio llegó un hombre anciano y completamente iletrado. Pidió hablar con el abad y otros monjes para explicarles que tenía un gran interés espiritual y la necesidad de quedarse en ese monasterio para seguir progresando hacia su interior. Los monjes se percataron enseguida de que era un hombre de muy pocos conocimientos y de total incapacidad para consultar las escrituras y escuchar las enseñanzas, pero como parecía una buena persona decidieron nombrarle el barrendero del claustro. Y desde aquel mismo día, el anciano se puso a barrer el claustro. Pasaron unos meses y todos los monjes comenzaron a reparar en que el anciano cada día estaba más contento y vital pero que, sobre todo, destacaba por su contagiosa presencia, su serenidad. Resultaba tan llamativo el hecho que le preguntaron al anciano cuál era su secreto, pues ellos llevaban años practicando enseñanzas y métodos y no lograban tan rápido avance. Y repuso:

–Ninguno, absolutamente ninguno. Todos los días barro el patio con mucha dedicación, precisión y amor, sin dejarme ganar por la pereza o la negligencia. A veces, incluso pienso que además de barrer el patio debo barrerme a mí por dentro para purificarme. Pongo mucha atención y cariño y sé que así todo lo que se produzca será oportuno.

La *Bhagavad Gita* nos alecciona:

> Tú debes perseguir la acción, pero solo a ella, no a sus frutos, que estos no sean tu acicate y, por el contrario, te entregues a la inacción.

Al poco de comenzar con la práctica del yoga, recuerdo haber leído unas palabras de Vivekananda que siempre han resonado en mi mente:

Sed desapegados, dejad que las cosas actúen, que actúen los centros
cerebrales; actuad incesantemente, pero que ni una sola onda con-
quiste la mente. Trabajad como si fuerais, en esta tierra, un viajero.
Actuad incesantemente, pero no os liguéis; la ligadura es terrible. Este
mundo no es nuestra morada, es solamente uno de los escenarios por
los que vamos pasando. Recordad aquel gran dicho de la filosofía
samkhya: «La totalidad de la naturaleza es para el alma, no el alma
para la naturaleza».

Bhakti-marga

El camino de la devoción o de la mística no es una religión. Uno
puede ser muy religioso y nada místico, y uno puede ser nada religioso y un místico, de la misma manera que la espiritualidad entendida en su sentido más amplio no es religión institucionalizada,
ni exigiría otra convicción que la de considerar que el ser humano
puede mejorarse, amplificar su consciencia, cultivar o desarrollar sus
más nobles potenciales, ganar sabiduría, lucidez, compasión y una
actitud vital más armónica.

El *bhakti-marga* es la senda de la entrega. Pero esa entrega es
para aquellos que crean o experimenten que hay un Absoluto, como
quiera que se le denomine y cualesquiera que sean los atributos que
se le confieran o no. Es el que cree en un poder supremo o fuerza
cósmica a la que se entra o se abandona, que no quiere decir que no
ponga de su parte, pues como dice el antiguo adagio: «El Divino
ayuda al que le ayuda a Él».

De acuerdo con su evolución espiritual, hay diferentes clases de
devotos, desde los principiantes, que se aferran al dogma, el culto y

la liturgia, orando mecánica y egoístamente, hasta el más avanzado o evolucionado, el místico, que busca a la deidad también dentro de él, no tiene dogma, no necesita del rito exterior y busca especiales estados de abstracción para poder conectar con el Absoluto, más allá de la mente ordinaria y el pensamiento dual. En la senda del no-saber para saber verdaderamente, ahí es donde se deja de lado la mente ordinaria y limitada, para desencadenar la intuición mística. El viaje no es solo hacia arriba, sino hacia dentro, a través de la meditación y la contemplación, la superación de los afanes del ego y la cadena de los sentidos, generando un sentimiento de fusión con el Ser.

El místico, el devoto depurado y evolucionado, anhela al Divino, como era el caso de san Juan de la Cruz, Ramakrisna, Rumí y tantos místicos de las diversas tradiciones. Aurobindo explicaba:

> Aquí lo único que cuenta es el amor, lo único que se teme es la pérdida del amor, el único pesar es el pesar de la separación del amor, pues todas las otras cosas no existen para el amante, o solo llegan a ser incidentes o resultados y no objeto y condiciones del amor.

El anhelo más alto del místico o devoto real es el Divino, como quiera que a este se le entienda, sea con atributos o sin ellos, más personal o impersonalmente, o como una fuerza neutra (Tao) que es el *sustratum* de lo fenoménico. Brahmananda les decía a sus discípulos:

> Cubridlo todo con el Divino. Vedlo a él en todas las criaturas. Así que aprendáis a verlo en todas partes, os volveréis más humildes que una brizna de pasto. No prestéis atención a nada que no sea el Divino y hablad solamente de Él.

Es la embriaguez del Supremo, que se convierte en soporte de concentración para trascender la contemplación y la abstracción, produciendo un vaciamiento mental para que solo fulgure la luz del Absoluto o Vacío Primordial.

El ojo de la mente y el ojo del corazón

Hay un símil muy ilustrativo que es el de la paloma, la cual para remontar adecuadamente el vuelo necesita de las dos alas, así como un buscador espiritual en busca de la consciencia más elevada requiere tanto de la mente como del corazón, o sea, de una mente clara y de un corazón compasivo, la perfecta unión de lucidez y benevolencia. A uno le llamamos el ojo de la mente o lucidez y al otro, el ojo del corazón o compasión. En el raja-yoga se valoran inmensamente la lucidez y la compasión y los raja-yoguis siempre nos han insistido en que, si se abre el ojo de la mente y sobreviene la verdadera lucidez, de manera espontánea se abre el del corazón y sobreviene la compasión, pues la sabiduría entraña tanto una como otra.

En la medida en que se desempaña el ojo de la mente, se abre el corazón y fluye la maravillosa e insuperable energía de la compasión hacia todas las criaturas, pero si el ojo de la mente está enturbiado y la persona radica firmemente en su mezquino ego, no puede sentir ese amor expansivo y solo lo siente, y no es incondicional, hacia sus seres queridos e incluso solo hacia sus animales de compañía. El ego, o sea, la consciencia estancada y abotargada, no permite que fluya la verdadera benevolencia, indulgencia y compasión. Y por mucho que uno crea que es inteligente, realmente no lo es, pues la auténtica inteligencia alcanza la mente y el sentimiento; sobre esto hay una historia muy significativa:

> Un reconocido y destacado científico llega a casa y se encuentra a su mujer llorando. Un poco despectivamente le dice:
> —Pero… ¿por qué lloras, mujer? ¿Acaso no sabes que las lágrimas no son más que un poco de agua, fósforo, sal y limo?
> Con expresión de desencanto, la mujer lo mira y le dice:
> —¡Ah! ¿Solo eso es una lágrima? Cómo se ve que eres un hombre de cerebro pero no de corazón.

Por mucho que se brille con la mente, si el corazón está dormido, uno fracasa en la vida.

Es importante abrir el ojo de la mente y ganar en cognición clara y lucidez, pero a la par hay que abrir el ojo del corazón y cultivar compasión, indulgencia, ternura y benevolencia. La mente sin corazón es una gran fuerza que puede ser muy peligrosa y destructiva; también la emoción, sin lucidez y ecuanimidad, puede ser muy dañina.

10. Introspección, *pratyahara*, concentración y meditación

El ser humano se externaliza de continuo y seguramente, en mayor o menor grado, ahora y siempre. Así se distancia más y más de sí mismo, deja de estar en su centro, que no en su ego, se perturba y se aliena. Esa externalización, en el lado opuesto o antagónico de la introspección, no tiene fin salvo que uno repare en sus prejuicios enajenantes y los corrija, sabiendo exteriorizarse e introspectarse, moverse en los dos espacios: el de fuera y el de dentro, la otredad y la mismidad, el yo colectivo y el yo personal (que está más allá del ego o es su testigo y menos ilusorio).

Los raja-yoguis, junto con los meditadores budistas, fueron los primeros en no solo descubrir el vasto universo de la introspección, sino en frecuentarlo y explorarlo, pudiendo lograr estados de revelador ensimismamiento y que en el raja-yoga han denominado *pratyahara*, término que no diría que es imposible de traducir pero casi. A modo de conveniencia se ha venido traduciendo como retracción sensorial, que tampoco dice nada y menos cuando es expresado y escuchado por quien nunca lo ha experimentado. Con mucho sentido del humor me dijo un mentor: «Es como hablar del caviar sin haberlo probado nunca». Hablamos de retracción sensorial, porque es cerrar las ventanas (sentidos) de esa casa que es la mente para hallar el máximo silencio, no un silencio infértil o seco, sino fecundo, renovador y revelador. Ese silencio no es para quedarse allí, sino para ir también más allá y conectar con el que es consciente de ese silencio, su testigo. Ahí se abre otra puerta y surge otro camino a descubrir.

Ni qué decir tiene que en el viaje de la introspección y la práctica del *pratyahara* se puede llegar muy lejos, siendo más exactos, muy hondo. Se lleva a cabo un sorprendente viaje interior.

Concentración (*Dharana*)

Por su propia naturaleza, la mente es inestable y dispersa. Se dice que el pensamiento viaja a más velocidad que la luz. La mente ha sido muy mal educada y no quiere centrarse. Tiende a burlar el control de la voluntad y a menudo se vuelve ingobernable. Solo cuando algo resulta atractivo, la mente se concentra de manera instintiva o espontánea, e incluso lo difícil es apartarla del objeto que despierta esa atención. Recordemos la historia [página 24] del discípulo que es advertido por su maestro de no pensar en monos y, tras su retiro en el bosque, le confiesa desalentado que no pudo pensar en otra cosa más que en monos.

Así es la mente. Parece que es nuestra y decimos mi mente, pero en realidad somos nosotros de ella, hasta que logramos empezar a dirigirla. Pero, en cualquier caso, la mente y sus funciones operan en un nivel muy pobre. La mente es, empero, entrenable, reeducable y desarrollable; por eso surgió la práctica de la meditación.

Sin embargo, todas las funciones mentales de la persona pueden ser adiestradas y fortalecidas, y la concentración no es una excepción. La voluntad puede imponerse a una mente rebelde, de manera sosegada y apropiada y no coercitiva. La mente que gobierna puede comenzar a ser gobernada o, por lo menos, ladinamente tratada. Y en todo caso, la mente puede modificarse y poco a poco ir poniéndola al servicio de la búsqueda de la paz interior, el equilibrio, un conocimiento más elevado y una forma de ser más armónica. Hay un tiempo para pensar y otro para dejar de hacerlo. La mente debería ser una herramienta y no la soberana.

Fijar la mente en un soporte con absoluta exclusión de todo lo demás es concentración. La mente tiende a divagar y el practicante, con firmeza y paciencia, a recoger la mente.

Existen muchos grados o etapas de concentración, los cuales dan lugar a lo que denominamos ensimismamiento o abstracción. La mente se va absorbiendo en el objeto de la concentración, que puede ser de lo más variado.

En la medida en que uno va practicando, se van obteniendo planos más elevados de consciencia. No se trata de ganar solo en concentración, por hacerlo, sino de escalar a planos superiores de la mente que reporten un conocimiento superior, intuitivo y transformativo, y así lograr una nueva manera de comprender y ser. Cada grado de absorción otorga su propia vivencia y enseñanza y desarrolla además cualidades extraordinarias de la percepción y la cognición.

Mediante esa escalada por la liana de la consciencia se recuperan esenciales modos de ver y comprender, percibir y entender y, sobre todo, un tipo especial de vivencia. Se va produciendo un cambio interno gradual y cada fase de abstracción procura unos modos de sentir y vivirse.

No entraremos ahora a examinar cada uno de los grados de abstracción que pueden alcanzarse, lo que está magníficamente definido por el budismo Theravada en los llamados *gnanas* y que he indagado en mi obra *Enseñanzas de meditación vipassana*. Sí podemos aseverar que cada escalón que se alcanza en esa exploración de la consciencia representa un toque de esta y otra manera de percibir y reaccionar... o no reaccionar. Se continúa percibiendo desde el ángulo de lo habitual, pero comienza a hacerse también desde el inhabitual, o sea, es posible ver este lado de la luna y percibir intuitivamente el opuesto.

No debe, por lo tanto, reducirse solo la capacidad de concentración para un beneficio en la vida diaria y práctica, sino que es un valioso medio para incursionar en otras latitudes de la mente y obtener otro tipo de conocimientos, o lo que se podría denominar el conocimiento yóguico, que es bien diferente al conceptual o basado en los pares de opuestos, Ver, pero ver de otro modo.

En el ejercicio de concentración aparecen tres elementos: el que se concentra, el objeto de la concentración y el proceso de concentrarse. Con la intensidad concentrativa, los tres se fusionan y se pierde la distancia entre el sujeto y el objeto.

Uno puede concentrarse en una estrella, una figura geométrica, un sonido de un metrónomo, un color, una sensación corporal, la respiración, una varilla de incienso encendida, una palabra, el entrecejo o la región del corazón, la imagen de un mentor, el fuego, una idea, aquel objeto en el que a la mente le agrada absorberse, o cualquier otro soporte en el que ir abstrayendo más y más la atención.

Meditación (*Dyana*)

La concentración desemboca en la meditación o, dicho de manera más purista, el *dharana* conduce al *dyana* como el *dyana* altamente desarrollado permite el acceso al estado de *pre-samadhi* o finalmente de *samadhi*; es decir, que la unificación de la mente y la inhibición de los torbellinos mentales van aproximando a especiales estados de consciencia que terminan por ser irreductibles a los conceptos y están para ser o no experimentados. Si ni siquiera somos capaces de explicar a qué saben las patatas fritas, ¿cómo osar explicar el *samadhi*? Pero las palabras orientan sobre lo que está más allá de las palabras. Y si encima uno no ha probado las patatas fritas, ¿cómo podrá explicar su sabor? Ramakrishna permanecía tres días y tres noches en *samadhi*, pero los timoratos discípulos que estaban a su alrededor, temiendo que no regresase al plano de los comunes mortales, no experimentaban ni un ápice de la experiencia del maestro.

Meditación es un término ambiguo y cuando uno busca su raíz latina, que es medicina, en cierto modo esclarece y en otro, confunde. Es, si se quiere, una medicina del alma, un bálsamo para la psique, pero es mucho más. Es la vía hacia un plano especial de consciencia donde los autoengaños, apegos, odios y miedos se desvanecen para poder mirar el cielo y no solo esos densos nubarrones.

En principio, en la meditación intervienen pensamientos, emociones, estados de ánimo y demás, pero a medida que la mente se va unificando y afirmando en la unidireccionalidad, los torbellinos mentales, ideaciones, pensamientos, recuerdos y fantasías se desvanecen y dan lugar a un especial modo de sentirse, que transforma a la persona y la hace mantener una actitud muy diferente en esta caótica y enferma sociedad.

Un mentor de la India, ya en mi primer viaje a ese país, me dijo para orientarme: «La concentración es como una gota de agua; la meditación es esa gota de agua fluyendo». Por el *pratyahara* llegamos a la concentración y por la concentración a la meditación, y por el *pratyahara-dharana-dyana* alcanzamos el *samadhi*. Esto se dice en unos segundos, pero se requieren años de aplicada práctica.

La confusión en Occidente a propósito de la meditación viene dada, entre otras muchas cosas, porque identificamos meditación con reflexión, pero en Oriente la meditación está al otro lado de la reflexión ordinaria, se trate de meditación yóguica, zen, *vipassana*, sufí o cualquier otra. Por lo tanto, para llegar al fondo de la meditación lo mejor es meditar, y meditando aprendemos.

En el raja-yoga los maestros se han centrado en lo que denominaríamos meditación abstractiva, con el fin de escalar a estados muy elevados de consciencia, donde el pensamiento cesa para que se revele el ser o el no-ser. En este tipo de meditación eran grandes expertos los dos maestros de yoga que tuvo Buda. Ello no quiere decir que el raja-yoga no haya conocido otras técnicas meditativas, como las de la observación, pero ha puesto el énfasis en las de absorción mental, pues se considera que tras el pensamiento ordinario, cuando los torbellinos mentales se han inhibido, aparece la luz del yo más profundo, a la vez personal y transpersonal, conocido por el *atman* o *purusha*, por el ser o Sí mismo.

En el raja-yoga, la meditación tiene una finalidad muy concreta, que no solo consiste en mirar y comprender los propios procesos o conectarse con el Absoluto o reacondicionar la mente y debilitar los *samskaras* negativos, sino, de manera muy especial, alcanzar sutiles y muy profundos estados de consciencia que conducen a un *énstasis* revelatorio y donde uno logra desconectarse o penetrar, aunque sea por unos instantes, de la *maya* o lo ilusorio, todo aquello, aparente y evanescente, que hipnotiza la mente y convierte la vida en un desatino dentro del colosal desatino que es la sociedad en la que estamos inmersos.

Con la práctica, el *dharana* o concentración se hace un estado más fluido y profundo y se pasa al *dhyana* o meditación. Espontáneamente, la práctica asidua del *dharana* permite acceder al *dhyana*, un estado de mayor absorción mental, donde se consiguen grados de abstracción que reportan pureza, ecuanimidad, entendimiento supramundano y un real cambio interior y, por lo tanto, de comportamiento. Peldaño a peldaño, el practicante se va aproximando al *samapatti* y al *samadhi*. Una escalada por la consciencia hacia arriba y hacia dentro, igual que los místicos sufíes nos hablan de ir pasando por estaciones sucesivas en el desplazamiento hacia lo Sublime. Quizá nunca lleguemos, pero vamos. Es como el punto de luz que nos hace seguir una ruta hacia él, donde no faltan los estancamientos y desvíos, y esas inevitables noches oscuras del alma en las que hay que realimentar al máximo la motivación por la meta espiritual. Desde el principio, el raja-yoga se propuso como una senda, que permite pasar de lo condicionado a lo incondicionado, del juego alienante de la *maya* al terreno cierto de la sabiduría liberadora.

En todas las vías de autorrealización de Oriente se han proporcionado actitudes, enseñanzas, claves y métodos para poder otorgar un giro profundo a la mente, lo cual le permite ver lo que no se veía, desembarazarse de las nubes de la ignorancia, comprender más allá del desatino existencial y procurar sosiego, lucidez y compasión. Para ello, se requiere superar no pocos obstáculos externos e internos, desligarse de innumerables condicionamientos de la psique inconsciente, entrenarse en el esfuerzo bien dirigido y el desapego, aprender a pensar y a dejar de pensar, discernir con claridad y apaciguar o inhibir los torbellinos mentales que impiden un modo más claro y transformativo de comprensión.

Samadhi

La meta más alta del raja-yoga y de todas las modalidades de yoga en general es el *samadhi*. Las etapas o peldaños que propone Patanjali en sus aforismos es para alcanzar el *samadhi*, un estado de consciencia que sobrepasa con mucho la consciencia ordinaria y permite un tipo especialísimo de percepción-cognición, tan elevado e inhabitual que es inasible a los conceptos y palabras. Otorga un tipo de conocimiento supraintelectual y una experiencia hondísima de ser o no-ser. Es el éxtasis o *énstasis* que absorbe de tal modo la mente que todo le es ajeno, menos ese estado de suprema absorción del que uno nunca regresa siendo el mismo y que puede durar minutos u horas. Es un estado de realización de sí, donde se manifiesta, en la total inhibición del pensamiento, la desnuda realidad de ser más allá de la mente o manifestación del Sí-mismo o naturaleza original, que es bien distinto a la organización psicosomática, con la que temporalmente se ha dado una misteriosa asociación. Unos se referirán al *samadhi* como la plena identificación o fusión con el Absoluto; otros, como la absorción en el Vacío Primordial o la completa ausencia de pensamiento-ego que permite captar la realidad que se oculta tras lo aparente; otros, como una temporal disolución de los elementos que permite la inmersión en la Real; otros, como una suspensión total de los pensamientos que permite absorber la mente en el Vacío o Mente Única; otros, como traspasar el velo del ego para ver la Realidad Suprema. Pero, en cualquier caso, durante el *samadhi* cesa la experiencia egoica, se acallan los sentidos, se desvanece la mente ordinaria, pierden su poder los *samskaras* y la mente se vuelve una con otra realidad o no realidad. Todo o Nada, que es incognoscible y, por supuesto, imposible de experimentar salvo si se produce esa absorción mental tan elevada y que tiene diferentes grados, por lo que se habla de *samadhi* con simiente y *samadhi* sin simiente, siendo este segundo el más elevado.

Para expresar un estado tan imposible de ser expresado, puesto que en él la consciencia común es sobrepasada, se recurre, entre otros, al símil de que, igual que la sal se disuelve en el agua, la mente pequeña o individual se disuelve en la mente cósmica. Se produce así un despertar interior de inmenso alcance y el yogui encuentra el ventanuco para mirar y vivir lo que está más allá del universo de las formas y el nombre de la realidad que no es real, de aquello que es *sustratum* de esto. Para la tradición hindú, el *samadhi* representa la extinción del karma y el *samadhi* definitivo, la más alta liberación. Para el *samkhya*, es el desligamiento de la *prakriti* o sustancia primordial y el *purusha* o espíritu. Para los vedantines es el reconocimiento vivencial e irreversible de que el espíritu (*atman*) es Brahman o Ser Cósmico.

Solo el *samadhi* más elevado, el que se considera sin simiente, es el que le da un giro completo a la mente y la libera de muchas tendencias nocivas, *samskaras* perjudiciales, *maya* (lo ilusorio), y para los hindúes supone la cesación del karma y, por lo tanto, de ulteriores reencarnaciones. Otros tipos de *samadhi* definitivo o con simiente ayudan mucho en la evolución de la consciencia, pero no tienen tan honda repercusión El *samadhi* sin simiente representa la cesación del ego y, durante este, la inhibición de todo proceso mental y la fusión con lo que es indefinible por muchos nombres que se le quieran aplicar. En el *samadhi* con simiente queda un rastro del ego, pero ni unas ni otras clases son reducibles a las palabras. Sí es posible aseverar que el que experimenta, incluso los *samadhis* inferiores, no vuelve a ser el mismo en sus comportamientos ni reacciones y empieza a liberarse del fango del subconsciente y a degustar el sublime sabor de la verdadera libertad interior.

La sucesión de experiencias de *samadhi* ayuda enormemente en la senda hacia la liberación definitiva o *moksha*, ya que permite una experiencia por completo ajena a la consciencia ordinaria.

El que se ha denominado incorrectamente yoga de Patanjali nos ofrece una escalera para alcanzar el *samahdi* o fusión con la Mente Cósmica. Y digo que no es una idea brillante hablar del yoga de Patanjali, porque él solo fue un compilador y sistematizador de enseñanzas muy anteriores a él, parte de las cuales están impregnadas de budismo, jainismo y otras vías soteriológicas de la India, incluso prevédicas o drávidas. Esta escalera no hay que recorrerla peldaño a peldaño, sino que es una manera de expresar el camino hacia la liberación completa. A menudo se pasa por alto, sobre todo entre los actuales practicantes de yoga, que muchos lo toman más como un ejercicio que como una actitud de vida y una vía soteriológica, los dos primeros grados que configuran la virtud o ética genuina y son conocidos en el raja-yoga como *yama* y *niyama,* y son los dos primeros grados o escalones en la larga marcha hacia el *samadhi*.

Yama

Son un conjunto de reglas morales que tienen por finalidad la purificación del practicante y que son: la no violencia (*ahimsa*), la verdad (*satya*), la no-ambición (*aparigraha*) y *brahmacharya* (equilibrio sexual).

Niyama

Se trata de una serie de normas que tienen como finalidad la purificación interna y externa. Son limpieza externa e interna (*saucha*), austeridad (*tapas*), alegría (*santosha*), estudio de la verdad y de sí mismo (*swadhyaya*) y el constante pensamiento en lo Absoluto (*Ishwara pranidhana*).

La persona liberada

En todas las tradiciones espirituales de Oriente se ha creído que determinadas personas pueden liberarse. A ese tan elevado estado de consciencia, unos le llaman despertar, otros iluminación y otros autorrealización. En el yoga, a la persona liberada se la llama *jivanmukta* y en el budismo, *arhat*. Cualquier denominación que se le dé, la persona liberada es una persona libre, como por cualquier lado que se mire hacia el cielo, este es inmenso.

Podría haber, de proponérselo alguien de verdad preparado para ello, investigaciones sobre lo que representa la psicología de la persona liberada. Lo intentó con notable acierto e intrepidez Roger Godel y lo recogió en su libro *Psicología del hombre liberado*, pero por fortuna no hay un escáner para el espíritu. Y, por otra parte, resulta un poco difícil encontrar un verdadero liberado-viviente y más aún que, si lo es, permita ser testado. Lo que siempre se ha dicho de la persona liberada es que está sin estar en este mundo y es de todos, pero de nadie. Es un apunte que me parece bastante claro y que seguramente se aproxima bastante a algunas características del liberado-viviente o *jivanmukta*.

Aunque nada se puede decir de la persona liberada, porque está en un plano de consciencia más allá de la consciencia, incondicionado e inafectado, es muy acertada y elocuente la descripción que nos ofrece un texto tan conocido como la *Varsaha Upanishad* y que reproduzco:

Aunque inmerso en la actividad mundana, aquel cuya mente, ya sea inactiva o activa, mora en el espacio se dice que se ha liberado en vida. Aquel cuyo resplandor mental no surge de la felicidad ni es eclipsado por el sufrimiento, y que permanece sereno en cualquier situación, se dice que se ha liberado en vida. Aquel que permanece despierto mientras duerme, desconocedor del sueño, cuyo despertar está libre de deseos, se dice que se ha liberado en vida. Aquel que, a pesar de actuar según el apego, la aversión, el miedo o sentimientos semejantes, conserva la pura transparencia del espacio interior se dice que se ha liberado en vida. Aquel cuyo estado mental no se ve afectado por el ego y cuya mente más elevada permanece impoluta, tanto en la actividad como en la inactividad, se dice que se ha liberado en vida. Aquel al que el mundo no teme y que no teme al mundo, que se ha emancipado de la alegría, la ira, el miedo, se dice que se ha liberado en vida. Aquel que, a pesar de estar sumergido en la red de lo mundano, permanece imperturbable y mora únicamente en el Ser en medio de, en apariencia, otras cosas se dice que se ha liberado en vida. Aquel que, hallando plenitud en Mí, el ser de todo, abandona los deseos que nacen de su mente se dice que se ha liberado en vida. Aquel cuya serena mente permanece en el supremo santo estado, la pura consciencia vacía de pensamientos, tales como yo soy el mundo o eso es él, y del conjunto de fenómenos visibles, se dice que se ha liberado en vida.

11. Los métodos

Si uno se pregunta por qué el yoga se ha perpetuado hasta ahora y es practicado, mejor o peor, por innumerables personas en el planeta con unas u otras creencias, o sin ninguna, todo ello se debe a lo provechoso, solvente, fiable y eficiente de su metodología, aplicable y productiva, incluso si la persona no tiene la menor confianza en ella, porque aprender a meditar, hacer *pranayama*, cambiar de actitud o hacerse más consciente no es cuestión de creencia, sino de experiencia y práctica.

No pocos sistemas filosófico-religiosos han tratado de acaparar el yoga, precisamente por las técnicas tan valiosas y útiles que aporta y que hacen que la doctrina no se quede solo en eso y la filosofía adquiera un carácter realmente transformativo. No basta con querer estabilizar la mente, sino contar con métodos adecuados para ello, como no es suficiente con proponerse cambiar si no se cuenta con las técnicas oportunas, o tratar de conocerse si no se sabe por dónde empezar. Se podría replicar: «No me digas en qué tengo que aspirar a convertirme, sino dime cómo». Incluso para el raja-yogui, sea creyente o no, la gracia no viene de fuera, sino de dentro. Si viniera de fuera, como apuntaba Ramana, no nos pertenecería y se volvería a ir. El raja-yogui siempre antepone la experiencia a la creencia, la práctica a la doctrina. En suma, que sin la oportuna psicotecnología o la abundante cantidad de técnicas el camino sería mucho más difícil o incluso imposible. Larga es ya la senda de la autorrealización como para no contar con procedimientos para hollarla. Hasta los místicos cristianos más devotos han recurrido a técnicas soteriológicas si investigamos en el tema.

¿Qué es la técnica o método o *sadhana* o disciplina o como queramos llamarle? Dicho brevemente: un soporte o medio. La puerta está ahí, pero hay que abrirla. La técnica es la llave. Puedes estar toda tu vida ante la puerta cerrada, pero lo ideal es encontrar la llave y abrirla... o echar la puerta abajo, todo menos quedarse fuera, o sea, solo en la superficie de la doctrina o en la no-transformativa creencia.

Desde mi primera aproximación al yoga comprendí que era experiencia. La teoría yóguica es importante, las enseñanzas son esenciales, pero lo imprescindible es la práctica, o sea, el *sadhana* que permite el autoconocimiento, la transformación y el logro espiritual. Puedes estar toda tu vida investigando en las profundidades del yoga y otras disciplinas afines y tu vida interior no se mueve ni un ápice, e igual en un año de práctica real y asidua casi no te conoces a ti mismo. Especular es fácil e incluso divertido, pero no transforma; poner en marcha las técnicas puede ser hasta doliente o incluso tedioso, pero modifica. Si acudes a la práctica del yoga para divertirte, es una cosa, pero si es para lograr importantes mutaciones psíquicas, es otra. O sea, nos guste más o menos, nos resulte más o menos difícil, hay que practicar, y por eso se nos dan los soportes o medios, algunos muy simples en apariencia y otros muy complicados.

Ya sabemos esa frase que dice: «Vemos un lado de la luna, pero nos pasa desapercibido el otro». Pues para verlo hay que aplicar las técnicas y seguir el método. Tengo ya todo un libro dedicado a las técnicas, que incluye nada menos que 137, aunque se titula *Cien técnicas de meditación*. Voy a recoger en esta obra las más esenciales y que sepamos las más raja-yóguicas y que apuntan de manera directa a la mente y la psique pues, como me dijo en comunicación personal el profesor y catedrático de tantra en la Universidad de Nápoles Pío Filippani Ronconi, como todo se representa en la mente, es a la mente donde hay que ir para lograr el cambio necesario y transformarla, que es el objetivo último, o debe ser, de toda modalidad yóguica. En mi obra *Conversaciones con yoguis*, incluyo las dos largas entrevistas que le hice al profesor y que resultan de enorme interés para toda persona interesada en el auténtico yoga.

Técnicas de unidireccionalidad mental y abstracción

Mirada en la llama de una vela. Cualquier soporte puede ser de utilidad para fijar la mente en él y aumentar la capacidad concentrativa. Me permito contar una anécdota muy significativa. En una de mis diversas y siempre fructíferas visitas a la ermita de Nyanaponika Thera, en las afueras de Kandy, me percaté de que en una de las paredes había colgada una cartulina blanca con un punto negro en su centro. Al reparar el venerable Nyanaponika en que yo estaba contemplando la cartulina me dijo sin que yo nada preguntara verbalmente al respecto: «Es un soporte que utilizo para entrenar la concentración». Y estamos hablando de uno de los más grandes eruditos y escritores sobre el tema del Satipathana, *Los fundamentos de la atención*, lo que evidencia la importancia que le confería Nyanaponika a la mente concentrada, toda vez que puede penetrar hasta donde nunca podrá llegar la mente dispersa.

En el yoga se descubrió que la fijación de la mirada conduce a la fijación de la mente; tal es la estrechísima relación entre el órgano de la vista y la mente. Es un método idóneo para frenar la divagación mental e ir logrando la unificación de la consciencia. No olvidemos que una de las constantes en el yoga es la de lograr inhibir el pensamiento e ir a ese otro lado de la mente, intuitivo, donde puede florecer una experiencia y un conocimiento de orden superior.

Mirada en el vacío. Con los ojos abiertos o semientornados, inmovilizamos el cuerpo, sosegamos la respiración y perdemos la mirada en el vacío, parpadeando lo menos posible pero sin forzar. Tratamos de no identificarnos con los pensamientos que vengan y vamos absorbiendo la mente en la máxima quietud, tratando de vaciarla de pensamientos. Primero, uno se va desidentificando de los pensamientos que surjan y, después, poco a poco, estos van cediendo, porque la mirada perdida en el vacío ayuda también al vaciamiento de la mente y al ensimismamiento.

Mirada en el entrecejo. Este antiquísimo ejercicio de concentración y absorción mental puede realizarse de dos maneras:

a) Se llevan los ojos hacia arriba, con los párpados abiertos o entornados, y se dirige la mirada hacia el entrecejo, tratando de frenar el pensamiento y concentrar la mente.

b) Con los ojos cerrados, se retira la mente de todo y se concentra y absorbe lo más posible en el entrecejo.

Mirada en la punta de la nariz. Con los ojos abiertos o semientornados, después de inmovilizar el cuerpo y pausar la respiración, se fija la mirada en la punta de la nariz, parpadeando lo menos posible, y se va permitiendo que la mente se vacíe de pensamientos y entre en un estado de arrobamiento, corrigiendo una y otra vez cuando se produzcan distracciones.

Fijación de la mente en un punto. Este ejercicio se puede realizar colocando un punto que observar ante los ojos abiertos o imaginándolo, siendo preferible aunar ambas actitudes. En una cartulina u hoja en blanco se dibuja un punto o minúsculo circulito negro. Se coloca la cartulina ante uno, clavada por ejemplo con una chincheta en la pared, y se observa fijando la mirada y la atención en el punto negro durante varios minutos, tratando de absorber la mente en el objeto de la concentración. Después se cierran los párpados y se trata de reproducir el punto en el campo visual interno y concentrarse y absorberse en él, cuanto sea posible, corrigiendo la mente cada vez que se distraiga.

Concentración en la imagen de una joya. Se selecciona una joya, cualquiera (diamante, rubí, esmeralda...) y se trata de visualizarla en el entrecejo, extasiando la mente en ella, evitando los pensamientos, pues es un ejercicio de pura concentración y absorción. La joya se instrumentaliza como un soporte para ir concentrando la mente.

Concentración en la luz. Siempre se ha considerado, en diferentes tradiciones, que la visualización de la luz tiene un gran poder para eliminar las ideaciones y absorber la mente. Se trata de aceptar que la mente se funde con una nube u océano de luz en la que la vamos ensimismando. Si aparece un pensamiento, la propia luz lo disuelve. Paulatinamente, la mente se va extasiando en la luz.

Visualización de la bóveda celeste. Mentalice ante usted la bóveda celeste, o sea, el firmamento claro, despejado y sin límites. De la misma manera que el azúcar se funde con el agua, permita que su mente se vaya fundiendo con el firmamento, generando un sentimiento de apertura, espaciosidad e infinitud. Si vienen pensamientos, tómelos como nubes que vienen y parten, pero no le arrebatan. Mantenga el sentimiento de infinitud y absórbase en él.

Concentración de la mente en una zona corporal. Se selecciona una zona corporal y se mantiene la mente estable en ella, si es posible sintiendo y evitando pensamientos o interpretaciones. También puede hacerse el ejercicio eligiendo una sensación corporal y absorbiendo la mente en esta.

Concentración en el esquema corporal. Se retira la mente de todo y se la estabiliza muy atenta en el esquema corporal, evitando las ideaciones y tratando de sentir y absorberse en la sensación. El esquema corporal es como un mástil al que se ata la mente y cada vez que se aleje de él, se la agarra a este y se la conduce.

Técnicas de atención a la respiración

La respiración siempre ha desempeñado un papel fundamental en el yoga, tanto es así que hay maestros que han dicho que, sin respiración, no hay yoga. La respiración se ha utilizado para aquietar y concentrar la mente, e interiorizarse, y como método fisiológico de control psicofisiológico. En la antigüedad había una escuela de sabiduría llamada pranavadins y que utilizaba la respiración como herramienta esencial para el arrobamiento de la mente y el cultivo de la salud psicosomática.

Los raja-yoguis descubrieron, mediante su práctica personal, la estrechísima relación existente entre la respiración, la mente y el sistema nervioso, y se dieron cuenta de cómo la respiración es un soporte extraordinario para unificar la consciencia, eliminar las ideaciones y conseguir estados mentales de pureza y equilibrio. Hay un pasaje de la vida de Buda que resulta ilustrativo.

En la época de las lluvias, o sea, durante el monzón, Buda y sus discípulos se resguardaban y dejaban de ser nómadas. La gente se preguntaba qué hacía Buda durante la estación de las lluvias. Cuando se enteró de ello, Buda les dijo a sus discípulos: «Si alguien pregunta qué hace el *Tathagatha* durante la estación de las lluvias, decidle que se aplica a la atención a la respiración». O sea, que incluso siendo un Despierto, Buda se entregaba a la meditación de la atención a la respiración. De hecho, también se la aconsejó a su hijo Rahula y le dijo que con ella se obtenía un gran provecho. Antes de que viniera el Buda ya innumerables yoguis se servían de la respiración en su doble vertiente: como un soporte de concentración y abstracción mental, y como método de control y equilibrio psicosomático.

A cada modo de respirar le corresponde un estado emocional, y todo estado emocional conlleva una manera definida de respiración. No respira lo mismo una persona sosegada que ansiosa, concentrada o dispersa, animada o desanimada, que recibe un susto o no.

Hay un buen número de ejercicios de atención a la respiración, que son distintos de los del control respiratorio o *pranayama* que hemos abordado detalladamente en nuestro libro *Hatha-yoga esencial*. Pasemos ahora a revisar algunas técnicas.

La atención al flujo de la respiración. Respirando con toda naturalidad, se retira la mente de todo y se concentra en el movimiento de la respiración, estando muy atentos y libres de pensamientos a la inspiración y espiración.

La atención al punto de encuentro entre la inspiración y la espiración y viceversa. Respirando con naturalidad, se concentra la mente en el movimiento de la respiración y se está muy atento a este, así como al punto de encuentro entre la inspiración y la espiración y entre ambas. Es muy importante tratar de captar el preciso instante en el que la inspiración se funde con la espiración y la espiración con la inspiración, evitando los pensamientos y corrigiendo cada vez que la mente se disperse.

La atención al dentro y fuera de la respiración. Concentre la mente en una respiración normal. Se trata de tomar consciencia de cuándo el aire está fuera y cuándo está dentro, o sea, de la inspiración y la espiración. Incluso si uno tiene una mente muy dispersa, puede decirse mentalmente unas cuantas veces dentro, cuando el aire entra, y fuera cuando el aire sale.

Colorear la respiración. Se respira con naturalidad y se imagina que el aire que inspiramos y espiramos es de un color que hayamos elegido, e incluso, si se desea, se puede asociar el color a un estado de ánimo que se quiera cultivar, como el verde asociado a la serenidad, el rojo a la actividad, el naranja a la exaltación, el morado a la introspección, etcétera.

Pranización. *Prana* es la energía, la fuerza vital que hace posible todas las funciones del ser humano, incluidas las mentales. El pensamiento también es *prana*. El ejercicio de pranización consiste en lo siguiente: se ejecuta una respiración un poquito más larga y lenta. Al inspirar, se mentaliza que se toma energía o fuerza vital, y al espirar que esta fuerza vital se almacena en el vientre. Hay que trabajar con la mente y con la emoción.

La atención a la sensación táctil del aire. Desconéctese de todo y deposite la atención en la entrada de los orificios nasales, en las aletas de la nariz. Como el aire es movimiento, provocará una sensación en las aletas de la nariz o en la parte alta del labio superior. Evitando pensar o distraerse, sea plenamente consciente de la sensación táctil del are allí donde se produzca y vaya absorbiendo la mente en ella tanto como pueda.

Infinito-infinitesimal. Se ejecuta una respiración un poquito más lenta pero no un ejercicio respiratorio. Se permanece muy atento a la respiración. Al inspirar, se cultiva un sentimiento de expansión o espaciosidad infinita; al espirar, se propicia un sentimiento de máxima interiorización, como si cayera uno en lo más profundo de sí mismo. Así se cultivan el sentimiento infinito al inspirar y de infinitesimal al espirar.

Asociada al *Om*. Para la persona creyente, *Om* es el Absoluto o Divino, y para la no creyente se puede asociar con la energía total o cósmica. *Om* es la vibración primordial, el sonido inaudible.

Al inspirar, se recita mentalmente *Om*, alargándolo, una vez por inspiración. Al espirar, se recita mentalmente *Om*, alargándolo, una vez por espiración. Así se procede durante el tiempo que uno se fije, estando muy atento a la respiración y a la recitación del *Om*.

***Hamsa*.** Significa cisne, es el denominado mantra espontáneo de la respiración. Se realiza una respiración apacible y se conecta con ella. Al tomar el aire, alargándolo, se recita mentalmente *HAM* y se deja que su vibración sature la mente; al espirar, alargándolo, se recita mentalmente *SA* y se permite que vibre y sature la mente. Así se procede durante el tiempo fijado, aprovechando para activar la concentración e interiorizarse.

Los yoguis, desde antaño, nos han dicho que la recitación del mantra de la respiración conduce a la experiencia del *So Ham*, yo soy, no como una experiencia egocéntrica, sino muy sutil y que desarrolla la pura y desnuda sensación de ser.

Técnicas de inmovilidad

Se trata de llevar a cabo la detención consciente. La inmovilidad corporal, insistamos, conduce a la inmovilidad del pensamiento. La meditación, entre otras cosas, es indiscutiblemente el arte de parar

o de la detención consciente. Era Tiplopa el que aconsejaba a su
discípulo Naropa:

> Siéntate y yérguete. Estabiliza la postura e inmovilízate. No pienses,
> no analices, ni reflexiones. Permite que la mente vaya entrando en
> su estado natural de calma.

Para combatir los torbellinos mentales, la inmovilidad del cuerpo es
de ayuda, así como ralentizar la respiración. Poco a poco, la mente
entra en otra longitud de onda y sobreviene un estado de inactividad
pensante.

La detención consciente favorece el acceso al ángulo de quietud
en la mente. Por esta razón, asimismo, en el auténtico *hatha-yoga*,
hay una intencionada pausa de detención en los asanas, para poder
ir más allá de la mente común.

La meditación de pie. De pie, se inmoviliza tanto como sea posible la postura y se trata de percibir el cuerpo en profundidad, primero
por zonas y luego en conjunto, sin reflexionar ni analizar, solo dejando la mente quieta y firmemente concentrada en las sensaciones.

La sensación de ser. Es muy difícil explicar la experiencia de la
sensación de ser. Se siente o no se siente, porque no es una idea, sino
una sensación. Tras haber adoptado la postura de meditación, haber
sosegado la respiración y haberse interiorizado, se trata de desarrollar
la sensación, que no la idea, de estar vivo, o sea, de sentirse aquí y
ahora existiendo. Una vez se consigue la primera vez, luego es más
fácil y se trata de ir quedando absorto y totalmente sumergido en esa
pura y desnuda sensación de ser.

Allí donde la mente se posa. La mente tiende a obsesionarse
con lo doloroso, queriendo apartarlo, y a asentarse en lo placentero.

Un ejercicio muy eficiente de concentración es dejar la mente en lo que le place e ir absorbiendo más y más en ella, pero evitando las ideaciones, solo quedando absorto en la sensación de placidez que reporta el soporte de la concentración, ya sea una flor, las plácidas aguas de un lago, la brisa del aire o el olor de los pinos, una persona querida o el vuelo de un pájaro. Pero hay que evitar los pensamientos al respecto y abstraerse en la sensación de agrado, dejándose inundar por esta para que la mente se apacigüe y extasíe. En la medida en que la mente se extasía y adhiere a ello, se unifica y deja de fluctuar. Uno se absorbe en la sensación placentera y no en el pensamiento, idea o divagación.

La absorción en lo absoluto

Una constante en el yoga de yogas, que es el raja-yoga, es absorber la mente para silenciarla e ir más allá de la mente. Para ello se ha recurrido a métodos muy diversos, tales como la concentración y la meditación, las técnicas de ensimismamiento o vaciamiento mental, los métodos para el control de los sentidos, el trabajo consciente sobre el cuerpo y la detención consciente de este, la recitación mántrica, liturgias y ceremonias, determinadas músicas, el control de la respiración y otros métodos, entre ellos la concentración en lo Absoluto, entiéndase este como la Mente Suprema, Dios, el Vacío, el Alma Cósmica, la Diosa o Madre, el *sustratum* energético o como fuere.

Es la dirección de la mente hacia lo Incondicionado o Indifereciado, donde uno se absorbe o ensimisma en el sentimiento, más allá de la forma, aunque se puede recurrir a imaginarla y, desde ahí, introyectarla. El Absoluto o Madre Cósmica o Vacío de un gato y un humano es el mismo, pero cada uno lo puede concebir o sentir de una manera diferente. También, hay quien recurre a una imagen como soporte, o al sentimiento de espaciosidad y completitud, o a cualquier otra técnica que permita absorber tanto como se pueda la mente. Las personas con un espíritu devocional lo tienen más fácil, pero Ishvara (la deidad entendida de un modo bastante distinto al puramente tradicional en el culto cristiano) puede ser utilizado como soporte por cualquier persona. Lo que sucede es que el místico tiene una predisposición especial a fundirse con el Supremo y su sentimiento devocional le ayuda a extasiar la mente y frenar en ella cualquier sentimiento que no sea el de su inmersión en el Divino. El «muero porque no muero» o «el vivo sin vivir en mí» es común a todos los místicos, aunque cada uno lo conciba de una manera diferente incluso dentro del hinduismo, los seguidores *shivaitas* pueden tener una concepción distinta del Divino que los seguidores *visnuitas*. En última instancia, el Divino es ni masculino ni femenino, y algunos lo visualizan como el andrógino, en tanto que, por ejemplo, Ramakrishna declaraba: «A lo que otros llaman Dios, yo lo llamo Madre». Asimismo, el yogui puede ser teísta o ateo, o ni uno ni otro. En el raja-yoga, Ishvara, el Divino, se convierte en una herramienta para absorber la mente, liberarla de los pensamientos y hallar los grados intensos de absorción que conducen al *énstasis*.

Dominar y dirigir los pensamientos. Hay distintos modos de dominar los pensamientos sin siquiera ejercer un control coercitivo, sino sutil e inteligente. El pensamiento tiene el poder que le damos y es importante aprender a dirigirlo y a independizarse de él, por supuesto, con respecto a los pensamientos nocivos y poco provechosos y que abonan en nosotros tendencias perjudiciales y acciones incorrectas.

A veces el pensamiento puede inhibirse, o sea, frenarse, que es un método. Otro método es separarse del pensamiento y observarlo con ecuanimidad. Otro es combatir el pensamiento nocivo cultivando su opuesto, el positivo. Muchas veces, el método oportuno es no prestar atención a los pensamientos parásitos y seguir con lo que uno esté haciendo. Hay que ir poco a poco aprendiendo a manejarse con esta loca de la casa que es la mente. A menudo, los pensamientos nocivos o de temor y recelo son reacciones autodefensivas coaguladas, hábitos poco provechosos que se perpetúan. En términos raja-yóguicos: esos *samskaras* o impregnaciones subconscientes que se realimentan y crean patrones y conductas innecesariamente reactivas, una especie de condicionantes reflejos y anímicos.

Cuando uno está meditando pueden presentarse todo tipo de pensamientos, incluso de lo más disparatados. Hay que poner el énfasis en el soporte de la meditación e ignorarlos.

Cortar el pensamiento en su raíz. Cortar los pensamientos en su raíz es uno de los métodos de control del pensamiento, que consiste en estar muy atento a la mente y, cuando surge un pensamiento, tratar de evitar que forme ideas o cadenas de pensamientos, poniendo el énfasis en eliminarlo y evitar así las asociaciones de ideas. No importa que al cortar un pensamiento aparezca otro o el mismo. Con firme determinación se procede de la misma forma: inhibiendo el pensamiento que haya vuelto a surgir.

De lo más tosco a lo más sutil. Vamos a conducir la mente del elemento más tosco al más sutil. Para ello, lo mejor es mentalizarse y fundirse con el elemento que se haya seleccionado, empezando por la tierra, después el agua, luego el fuego, después el aire y por último, el éter o el vacío total. Se puede mantener la mente alrededor de tres minutos en cada elemento, para después pasar al siguiente. La superficie se puede mentalizar por ilimitada, sea de tierra, agua, fuego, aire o éter.

Vacuidad. En lo aparente todo es sólido y eso nos da una sensación falsa de permanencia y estabilidad. Es otro de los grandes trucos de *maya*, lo ilusorio, del mismo modo que las aspas de un ventilador a gran velocidad ofrecen un aspecto de solidez. Pero más allá de lo aparente, está lo escondido y los físicos lo saben muy bien. Los budistas le han llamado *sunyata*, o sea, vacío. Pero no es un vacío existencial y, por lo tanto, que apesadumbra y que, por consiguiente, no es vacío. Es vacío, vacío, aunque esta afirmación parezca una colosal perogrullada. Pero yendo a la práctica, el ejercicio consiste en mentalizar que todo y en todas las direcciones es vacuo y que uno, testigo de esa vacuidad, también lo es. ¿Qué queda entonces? Ni Tolstói podría ponerlo en palabras. Los que leéis a Krishnamurti sabéis que utilizaba dos términos para referirse a lo incomunicable, y eran lo Otro o lo Inmenso. Lo mismo podría haber sido lo Vacuo, pero al occidental, tan aferrado a su pequeño ego, el vacío le espanta. Es, permitidme el ejemplo, como si cierto día, espantada, la ola se percatase de que forma parte del océano y siempre ha sido una con el océano.

Vichara. **Ante el placer y el displacer.** El circuito es implacable. Hemos entrado en un eneagrama cerebral al respecto, un patrón casi insalvable y que genera apego, odio, sufrimiento y miedo. Siempre estamos reaccionando hacia o en contra, con aferramiento o con aversión. Pero estas reacciones pueden tomarse como soporte de concentración y autovigilancia. Cuando estamos practicando, también se desencadenan. Vienen sensaciones, pensamientos, recuerdos, deseos y aversiones, apego y antipatías y podemos utilizar todo ese fluctuante material para observar, evitando reacciones anómalas o desorbitadas. Nos situamos como observadores en el medio ante el placer y el dolor; miramos y no nos dejamos arrebatar. Ante lo placentero y lo displacentero entrenamos la ecuanimidad. Me voy hacia un lado, corrijo; me voy hacia el otro, corrijo. Ni un extremo ni otro. Sosegado y atento, en mi centro, en mi ser, testigo inafectado de la jaula en la que nos hallamos y de las reacciones que fortalecen esas tendencias de aferramiento y aborrecimiento. Pero se puede saltar fuera de la propia jaula. Los que juegan son los patrones fisiológicos, el pensamiento y el ego. ¿Dónde está todo en el sueño profundo sin ensueños? Prosigue la dinámica fisiológica y así no te marchas definitivamente de la cárcel, pero ego y pensamientos cesan. ¡Qué lenitivo reposo! Después uno recupera el estado de vigilia y se encuentra de nuevo en la jaula del apego y el odio.

Un ejercicio muy interesante para la vida diaria es observar esas reacciones y no dejar que se desorbiten, o sea, ver sin implicarse ni caer en el juego del apego y el odio. Pero tanto hemos alentado esas inclinaciones que podemos aburrirnos sin ellas e incluso sentir el vértigo de la libertad.

En la medida en que no estamos tan encadenados a las tendencias de apego y aborrecimiento, somos infinitamente más libres y somos capaces de conjugar equilibradamente *yoga* (control) y *bhoga* (disfrute), aprendiendo a asir y soltar, sin hipotecarse en tan alto grado. Hay energía para mejorar nuestra calidad de vida externa lícitamente y para mejorar nuestra calidad de vida interna, pudiendo movernos conscientemente en uno y otro espacio y no dejándonos condicionar por influencias externas o las de nuestra propia psique.

Hallar refugio en el propio corazón. En el ámbito espiritual ha habido toda una cultura del corazón, considerándolo como la sede o santuario de la esencia de la persona y que va mucho más allá de la persona. No nos referimos al corazón como órgano fisiológico, sino como un lugar espiritual. El gran sabio Ramana Maharsi decía que al lado derecho del corazón se encuentra el corazón espiritual, donde uno puede recogerse y silenciarse.

Esta práctica la podemos realizar de la siguiente manera: utilizamos un punto focal para fijar la mente y desde allí nos interiorizamos. Este punto focal es el esternón. Fijamos ahí la mente y luego tratamos de interiorizarnos y quedar recogidos en el centro del pecho hacia dentro, cultivando un sentimiento de recogimiento, sosiego y silencio. Cada vez que la mente escape, la volvemos a fijar en el punto focal del esternón y, desde ahí, comenzamos a interiorizarnos y recogernos.

Duración del ejercicio y obstáculos

Uno mismo puede determinarla, según también el número de ejercicios que se realice por sesión y cuánto tiempo se invierta en esta.

Se presentan diferentes obstáculos que hay que ir debilitando y superando, entre otros: perturbaciones en el exterior, desasosiego o melancolía, tedio, dolores corporales, resistencias a la meditación, dispersión o pereza. Se van superando con el esfuerzo bien encaminado, la motivación, la diligencia y la práctica regular, sin estar midiendo y obsesionándose con los resultados, que habrán de venir por añadidura.

En la medida en que se va ensayando la meditación, irán apareciendo factores de autodesarrollo que serán como magníficos aliados en el viaje, tales como la energía, la atención más estable, la ecuanimidad y el sosiego.

Conclusión

Los raja-yoguis, como sabemos, fueron los primeros exploradores de la consciencia y de eso no cabe la menor duda. Tampoco que mediante la introspección llegaron a insospechadas profundidades en el aparato psíquico y descubrieron la manera de romper los hilos férreos y condicionantes del subconsciente, esos ladrones de la libertad y de la paz interiores.

En su autoindagación descubrieron hasta qué punto en principio la mente humana es víctima de esa ignorancia básica que impide ver la realidad que se oculta tras la realidad aparente y que genera confusión y sufrimiento. Esa ignorancia básica impulsa a la persona a identificarse con el nombre y la forma, la limita y zarandea psicológicamente, la somete a servidumbre y alimenta un proceso de identificación alienante con el decorado existencial y el personaje que genera mucha oscuridad, ofuscación y dolor.

La mente y sus subliminales tendencias penetra en un circuito de apego y aborrecimiento que cada vez perturba más la visión clara, realimentando *ad infinitum* las tendencias inconscientes y dominantes. Al ser la persona víctima de sus sentidos y no ser capaz de obtener una percepción o intuición más allá de ellos, cada día se adentra más en un callejón sin salida, en lugar de tomar la dirección correcta. Bastaría con poder darse la vuelta, girar la mente, y caminar hacia la salida, o sea, la libertad. Pero la dinámica sensorial y la identificación con el personaje y el decorado cada vez aturden más a la persona, la duermen y la convierten en una máquina. Si el raja-yogui ha concebido y ensayado métodos, es para poder escapar de ese esclavizante laberinto. Si se pone tanto el énfasis en detener las ideaciones y apartarse de la dinámica sensorial mediante la meditación, para sustraerse a la influencia del decorado y romper la identificación con el personaje y establecerse en el ser interior, pero solo recuperando esa seidad, uno encuentra la armonía auténtica y conecta con la realidad, estableciéndose en su naturaleza genuina.

Los raja-yoguis, en ese intento desenfrenado por recuperar la libertad interior e ir más allá de las apariencias, descubrieron también el poder innegable, pero muy mal entendido y peor interpretado, de la austeridad o *tapas*, lo que en Occidente se describió como ascesis, y cuyo ejercicio desarrolla una extraordinaria ecuanimidad y desencadena mucho poder interior. Mediante la conquista de ese poder interior, ese fuego liberador, el yogui es capaz de romper los vínculos automáticos y condicionantes con el cuerpo y la mente. Se convierte un poco más en soberano de sí mismo, desautomatizando y viviendo desde el ser primordial o primera causa, y no desde el ser condicionado o segunda causa. Se convierte uno en la pura y desnuda sensación de ser y no en ser esto o aquello. Esa ascensión a la fuente o raíz del pensamiento es una de las intenciones de la meditación. Se gana en claridad y comienza a salirse del campo de concentración que hemos heredado, por un lado, pero también hemos cultivado constantemente añadiendo alambradas a las alambradas, en lugar de quitarlas.

Maya, la gran prestidigitadora, juega implacablemente con nosotros hasta que descubrimos sus trucos, esos que tanto nos atolondran y ofuscan y que añaden tantísimo sufrimiento. Cada vez que reaccionamos y nos identificamos, añadimos más encierro y nos sumergimos más en la película de *maya*, lo ilusorio.

Hay un gran secreto en detenernos, parar sin reaccionar, mirar sin identificarnos, asentarse en la primera causa para no creerse solo la segunda. Se ilustra como el pájaro impasible y alerta que mira al pájaro que está hipnotizado por los frutos que degusta y que termina por ser más los frutos que él mismo, como el que toma el traje por su propio cuerpo. Es un proceso de alienación y torpeza que con las enseñanzas y métodos del raja-yoga es posible superar. Esto requiere una honda e irreversible transformación, una mutación tal que permita liberarse de las limitaciones adquiridas y reencontrar la prístina libertad perdida.

Toda una corriente de energías reprimidas e ignoradas deben ponerse en marcha con el fin de ayudar en esta conversión, donde se despoja uno de la armadura del yo para establecerse en la ligereza del ser. Aunque es una aventura que a muchos espanta, porque hay que dejar de ser lo que uno siempre ha creído y fomentado ser, y que es el campo de concentración que muchos no quieren abandonar (ya que les produce un falso sentimiento de insoportable seguridad, que sí es insoportable, pero no tiene nada de seguro). Se requiere mucho poder, motivación, esfuerzo y práctica asidua para poder traspasar las alambradas y recobrar la libertad perdida a la que siempre han aspirado los verdaderos yoguis y que requiere un conocimiento de orden muy superior, una inevitable mutación interna y una inusual intrepidez pues, por paradójico que parezca, uno se aferra al que no es y teme ser el que es.

Hasta ese punto nos enreda *maya*, lo ilusorio, y nos hace tomar la apariencia por lo real y los dedos que señalan la luna por la luna misma. Al meditar, aunque sea durante unos minutos, y si meditamos bien, damos la espalda al campo de concentración cuyas alambradas son los apegos, odios, tendencias nocivas, impurezas y pensamientos incontrolados y reactivos. Así, el raja-yoga se convirtió en una senda directa hacia el espacio vacuo y a la vez pleno.